全国中医药高等院校规划教材

中医体质学

（供中医学类、中西医临床医学专业用）

主 编 王 琦

U0194211

中国中医药出版社

·北 京·

图书在版编目（CIP）数据

中医体质学 / 王琦主编 . —北京：中国中医药出
版社，2021.9（2023.3重印）
全国中医药高等院校规划教材
ISBN 978-7-5132-7115-8

Ⅰ.①中…　Ⅱ.①王…　Ⅲ.①中医学—体质学—中医
学院—教材　Ⅳ.① R2 ② Q983

中国版本图书馆 CIP 数据核字（2021）第 156608 号

融合出版数字化资源服务说明

全国中医药高等院校规划教材《中医体质学》为融合教材，本教材相关数字化资源（电子教材、PPT 课
件、视频等）在全国中医药行业教育云平台"医开讲"发布。

资源访问说明

扫描右方二维码下载"医开讲 APP"或到"医开讲网站"（网址：www.e-lesson.cn）注
册登录，输入封底"序列号"进行账号绑定后即可访问相关数字化资源（注意：序列号
只可绑定一个账号，为避免不必要的损失，请您刮开序列号立即进行账号绑定激活）。

资源下载说明

本书有配套 PPT 课件，供教师下载使用，请到"医开讲网站"（网址：www.e-lesson.cn）认证教师身份
后，搜索书名进入具体图书页面实现下载。

中国中医药出版社出版

北京经济技术开发区科创十三街 31 号院二区 8 号楼
邮政编码　100176
传真　010-64405721
河北品睿印刷有限公司印刷
各地新华书店经销

开本 889×1194　1/16　印张 10　彩插 0.25　字数 274 千字
2021 年 9 月第 1 版　2023 年 3 月第 3 次印刷
书号　ISBN 978-7-5132-7115-8

定价　45.00 元
网址　www.cptcm.com

服 务 热 线　010-64405510　　微信服务号　zgzyycbs
购 书 热 线　010-89535836　　微商城网址　https://kdt.im/LIdUGr
维 权 打 假　010-64405753　　天猫旗舰店网址　https://zgzyycbs.tmall.com

如有印装质量问题请与本社出版部联系（010-64405510）

编写说明

高等中医药院校创新教材《中医体质学》自2005年出版以来，成为建立中医体质学新学科的标志，不仅促进中医基础理论的创新，并在中医治未病和临床实践中发挥了重要作用，但时隔16年一直未有修订再版。为了适应中医体质学学科发展，满足教学需求，由北京中医药大学牵头，组织全国24所高等医药院校共同组成新版《中医体质学》教材编写组，对原教材进行了重新修订。

本教材定位为继承传统和着眼未来，使学生在系统掌握中医体质学的基本概念、基本原理、基本规律的基础上，进一步了解中医体质研究的新理论、新方法、新成果；对中医基础理论的延伸和创新有新的认识，并对生命科学产生新的认识；强化学生的中医体质理论基础，使其掌握体质辨识方法等实用性内容。

全国中医药高等院校规划教材《中医体质学》共分为十章，内容主要包括概论、理论渊源、体质的形成与影响因素、中医体质分类、体质生理、体质与发病、体质辨识、体质与治疗、体质养生与治未病、中医体质学研究展望。本教材主要供中医学类各专业、中西医临床医学专业学生学习使用。通过本课程的学习，为其掌握和应用中医体质学理论指导临床和科研工作打下基础。

本教材是以2005年王琦教授主编的高等中医药院校创新教材《中医体质学》为蓝本，参考相关著作及近年来中医体质研究的最新成果编写而成。如增加了中医体质学的三个关键科学问题，体质分类的流行病学调查依据，体质与发病的易感说、土壤说、从化说、转归说，体质辨识的工具与方法等内容。在教材编写过程中，我们先后组织召开教材编写会、专家论证会及三次教材统稿会，对相关理论问题进行认真讨论并取得较为一致的观点，保证了教材的客观性和编写质量。此外，为体现新时代教育"立德树人"的根本任务，教材中还融入了课程思政内容。

本教材由24所高等医药院校31位专家精心编写完成。王琦教授为主编，确定全书编写架构并提供理论与实践事实。第一章概论由倪诚、李绍平、朱爱松编写；第二章理论渊源由倪诚、杨波、伍文彬、郑燕飞编写；第三章体质的形成与影响因素由李英帅、孙理军、尚晓玲编写；第四章中医体质分类由李英帅、姚实林、张曾亮、林江编写；第五章体质生理由李英帅、宋红普、何渝煦、章莹编写；第六章体质与发病由李玲孺、吴承艳、万生芳编写；第七章体质辨识由李玲孺、杨志敏编写；第八章体质与治疗由倪诚、谷峰、宋咏梅编写；第九章体质养生与治未病由王济、孙贵香、李琳荣编写；第十章中医体质学研究展望由王济、赵晓山、郑燕飞编写。

本教材初稿完成后经多次组织统稿，在王琦教授主持下，由倪诚教授、王济教授、李英帅副研究员、李玲孺研究员进行最终修改审定。在统稿过程中，成都中医药大学余曙光教授、福建中医药大学李灿东教授、河南中医药大学许二平教授、广州中医药大学刘中秋教授、湖北中医药大学王平教授给予了重要建议。北京中医药大学、中国中医药出版社对本教材的编写给予了大力支持。谨此向以上单位和个人致以衷心的感谢！

为进一步适应新时期中医药教育转型和中医药人才培养的需要，推动信息技术与教育教学的深度融合，本教材除纸质教材外，还配套有融合出版数字化资源。《中医体质学》融合出版数字化工作由李英帅协助主编具体组织、协调等，编创委员会全体成员共同参与完成。

教材中难免还有不妥或疏漏之处，请各院校在使用过程中提出宝贵意见，并希望广大读者批评指正，以便再版时进一步修订提高。

《中医体质学》编委会

2021 年 7 月

目　录

第一章

概　论

扫一扫，看
本章课件

扫一扫，看

学习目的

1. 掌握　中医体质学的相关概念与研究范畴；中医体质研究的三个关键科学问题。
2. 熟悉　中医体质学的理论基础与基本原理。
3. 了解　中医体质学在中医理论体系中的地位与作用。

学习要点

1. 中医体质的概念；中医体质学的概念与内涵；中医体质学的学科性质与研究范畴。
2. 中医体质学的五大作用、两个理论基础、四个基本原理。
3. 中医体质研究的三个关键科学问题。

体质现象是人类生命活动的一种重要表现形式，与健康和疾病密切相关。早在医学起源时期即出现了对体质的认识。古希腊"医学之父"希波克拉底（Hippocrates，公元前460—前377年）在《希波克拉底文集·自然人性论》中提出"体液说"，认为人体有4种体液——血液、黏液、黄胆汁和黑胆汁，它们的组合构成了人体的"特质"。中医学对体质的描述始于《黄帝内经》（简称《内经》），后世医家也有散在论述，但未形成理论体系。20世纪70年代始，王琦等明确提出"中医体质学说"的概念，并于1982年出版专著《中医体质学说》，奠定了现代中医体质研究的理论与实践基础。随着医学研究从以"病"为中心转向以"人"为中心，中医体质研究得到普遍重视。王琦经过40多年的研究，提出"体质可分""体病相关""体质可调"三个关键科学问题和"禀赋遗传论""生命过程论""形神构成论""环境制约论"四个基本原理，从而构建了中医体质学的理论体系。

第一节　中医体质学的概念与研究范畴

中医体质学作为独立的医学理论体系，概念与范畴的确立是其最基本的条件，即必须阐明体质及其相关的概念，明确中医体质学研究与应用的领域。

一、体质及其相关概念

（一）体质

所谓体质，有身体素质、身体质量、个体特质等多种含义。体，指身体、形体、个体；质，指素质、质量、性质。中医体质是指人体生命过程中，在先天禀赋和后天获得的基础上所形成的形态结构、生理功能、心理状态和适应能力方面综合的、相对稳定的固有特质；是人类在生长、发育过程中所形成的与自然、社会环境相适应的人体个性特征。其表现为结构、功能、代谢及对外界刺激反应等方面的个体差异性，对某些病因和疾病的易感性，以及疾病传变转归中的某种倾向性。它具有个体差异性、群类趋同性、相对稳定性和动态可变性等特点。这种体质特点或隐或现地体现于健康和疾病过程之中。

不同学科对体质的内涵有不同的界定。体育学所关注的体质多是身高、体重、坐高、胸围、腰围等外在形态特征及个体的竞技能力。体质人类学是从生物和文化的视角，研究人类体质特征在时间上和空间上的变化及其发展规律，所关注的体质多指人类群体（种族、民族）体质特征，以阐明人类的起源问题、人类的种族变异问题。西医学对体质内涵的诠解是：特定的形态结构决定相应的生理功能，并影响个性心理特征。形态结构不仅包括外在的体形、体态和内在的宏观的组织、器官，而且包括微观的细胞、分子和基因，只有合理组合才能表现出良好的生理功能。

中医学的体质概念，强调人体体质的形成因素有先天禀赋和后天获得两个方面。先天因素是人体体质形成的重要基础，而体质的转化与差异性在很大程度上还取决于后天因素的影响，反映了机体内外环境相统一的整体观念，说明个体体质也是在后天生长、发育过程中与外界环境相适应而逐步形成的个性特征，即人与社会的统一、人与自然的统一。可以看出，中医学的体质概念充分体现了"形神合一"的生命观和"天人合一"的整体观，与其他学科的体质概念有所不同。

（二）素质

在现代生理学概念中，素质包括身体素质和心理素质两个方面。身体素质是指人体的各种基本活动能力，是人体各器官系统的功能在生命活动或形体运动中的反映。人体功能在形体运动中反映出来的力量、速度、耐久力、灵敏性、柔韧性、协调性和平衡性等能力，统称为身体素质。心理素质概括了人体心理上的本质特征，是人在心理活动中表现出来的智力、情感行为、感知觉、态度、个性、性格、意志等现象。身体素质和心理素质密切相关，身体素质是心理素质的基础，心理素质在长期的显现中又影响着身体素质。在中医体质学中，体质是特定身体素质和相关心理素质的综合。

（三）气质

在古代中医文献中，气质往往与体质混称。中医学中的"气质"也是中国传统文化的固有术语，它源于中国古代哲学的"气一元论"思想。"人由气生，形以气充"，"人生气禀不齐"，所以人的品行、道德也各不相同。气质，又称为气禀、气性、禀性等。故中医学所说的气质，是指个体出生后，随着身体的发育、生理的成熟发展起来的人格心理特征，包括性格、态度、智慧等。现代心理学认为，气质是人的心理特征之一，是个体心理特征的总称。其主要表现为情绪体验的快慢、强弱、外在表现的隐显及动作的灵敏迟钝等方面的心理特征，即表现在心理活动的强度、速度和灵活性方面典型的稳定的人格心理特征。气质有体液说、体型说、激素说、血型说等，它与人的生物学素质有关。

（四）性格

在现代心理学概念中，性格是指一个人在现实中习惯化了的稳定态度和行为方式中所表现出来的个性心理特征，如骄傲、谦虚、勤劳、懒惰、勇敢、怯懦等，是人格组成的最核心、最本质的心理成分，是个性心理特征的重要组成部分。性格是一个人的遗传、生长发育、环境影响、学习教育、自我锻炼等多种先、后天因素相互作用的结果。

气质和性格都具有其相应的生理学基础。体质与气质、性格分别是生理与心理两方面不同的概念，如同物质与运动、物质与精神的关系一样，既有区别，又相互联系、相互作用。中医学多从体质与气质或性格的关系中去探讨体质问题。因此，中医体质学所说的体质和气质、性格，与西方体质学和心理学所说的体质、气质和性格，其含义不尽相同。

二、中医体质学的概念与内涵

中医体质学是以中医学理论为指导，研究人类各种体质特征、体质类型的生理、病理特点，并以此分析疾病的反应状态、病变的性质及发展趋向，从而指导疾病预防、治疗及养生康复的一门学科。

"以人为本，因人制宜"，重视个体化诊疗是中医学的重要思想。中医体质学的基本内涵是以中医学理论为基础，以人类体质为研究对象，以指导疾病防治和养生康复为研究目的，包含相关概念阐述，体质分类，疾病预防、诊断、治疗，以及现代体质研究方法等一系列重要内涵的学术体系。中医体质学属于基础理论与临床应用、传统医学与现代相关学科紧密结合的新兴交叉学科。

三、中医体质学的学科性质与研究范畴

（一）中医体质学的学科性质

中医体质学是研究人类体质特征、体质类型、差异规律及其与健康、疾病的关系，并在临床实践中对疾病防治和养生康复具有指导作用的理论体系，因而它属于基础与应用紧密结合的新兴学科，是研究人类生命、健康和疾病问题的医学科学的一个重要组成部分。从其学科基本结构和内容来看，它是以中医学理论为主体，吸收现代体质人类学和西医学等相关学科内容而建立和发展起来的一门新兴的交叉学科。

（二）中医体质学的研究范畴

中医体质学是从中医基础理论体系中分化出来的新兴学科，是中医基础理论体系的延伸与发展。中医体质学的最大特色就在于注重基础理论与临床应用研究相结合。因此，中医体质学的研究范畴涉及中医理论和临床的各个方面，主要包括以下几个方面：

1. 体质的形成 体质的形成、发展、变化规律与影响因素；不同体质类型的形成、影响因素与分布规律；体质形成的生物学机制。

2. 体质分类与特征 人类体质的基本特征、构成要素与相互关系；各年龄段、不同群体的体质类型、表现特征及差异规律；体质分型方法、分型标准与命名原则等。

3. 体质与发病 体质与疾病的好发性、多发性、病变趋向性的关系；各类体质与疾病发生、发展、临床表现、变化规律的关系及内在机制；疾病谱的体质分布规律。

4. 体质与诊断 不同体质类型与疾病诊断、辨证之间的关系。

5. 体质与治疗 体质与治疗方法的选择，体质的方药干预；不同体质对药物治疗的反应差异与用药宜忌；药物对体质的调节作用及其与疾病治疗的关系。

6. 体质与预防 不同体质与预防、养生的关系；各类体质的养生方法及其养生规律。

四、中医体质学的研究方向与任务

中医体质学作为中医学二级学科、国家中医药管理局重点学科，在学科建设和发展过程中，凝练了五个稳定的研究方向，明确了每个研究方向的主要任务。

（一）中医体质原理与方法学研究

1. 构建中医体质理论体系　研究中医体质学的基本理论，阐明中医体质学理论体系构建中的关键问题，探讨不同个体体质形成机制和规律等。

2. 构建中医体质学现代研究方法学体系　积极利用先进的科学技术和现代实验手段，进行多学科交叉的临床与实验研究。目前应用的方法有临床流行病学、量表测量学、心理学、生物物理学、基因组学、代谢组学、蛋白组学、微生物组学、免疫遗传学及生物信息学、大数据分析等方法。

（二）体质分类与辨识方法研究

1. 开展体质类型分布特征及体质分类基础研究　通过全国范围流行病学调查确证中国人体质类型分布特征，对体质类型的遗传学、分子生物学、代谢组学等内在物质基础进行探索。

2. 开展宏微观体质辨识方法研究　开发多语种、多人群的体质量表及兼夹体质辨识工具，建立行业标准，推进中医体质分类标准化进程。从分子、生理、心理及时空动态等多维度、多层面地进行体质分类研究，为体质多维辨识奠定基础。

3. 开发体质辨识技术　结合现代电子科学、信息学等方法和技术，研发体质健康辨识芯片、辨识仪等，形成系列工程技术。

（三）体病相关与慢性病防控研究

1. 深入开展体质与疾病相关性研究　通过临床流行病学、分子流行病学等研究方法，明确偏颇体质与疾病的关联性，为体质辨识预测疾病发生提供依据。

2. 建立基于体质的慢性病发病风险预测模型　通过临床研究和实验研究，建立包括糖尿病、高脂血症、高尿酸血症等代谢性疾病，以及高血压、冠心病、心脑血管病等慢性病的高危人群发病风险预测模型，用于指导疾病的预测。

3. 制定基于体质的慢性病防治实践指南　基于"体病相关"理论，从偏颇体质人群入手，建立慢性病的防治实践指南，为其防控关口前移找到新路径。

（四）体质干预与评价研究

1. 开展调体干预效果评价研究　运用循证医学方法，开展药物和非药物方法调体干预偏颇体质的效果评价，建立调体干预评价体系。制定调体指南，成为行业规范或标准。

2. 研究"方体相应"的内涵及其生物学机制　基于辨体用方思想，筛选不同体质的干预调节方剂。以 8 种偏颇体质人群及其对应干预方剂为切入点，运用基因组学、代谢组学、蛋白组学等生物技术，探究调体方药的干预效应与作用机制。

（五）中医体质治未病与养生保健研究

1. 开展中医体质治未病理论研究　完善中医治未病理论体系，丰富中医体质治未病要素和学术内涵。

2. 完善中医体质治未病方法和适宜技术 形成体质治未病养生保健服务规范和标准，建立不同健康状态人群的中医体质治未病、养生保健服务体系。

第二节 中医体质学的地位与作用

中医体质学在中医学科体系中具有重要地位，其主要作用表现在促进中医基础理论的创新，推动中医临床医学、中医预防医学的发展，实现多学科交融等方面。

一、中医体质学的地位

中医体质学在中医基础理论、中医临床医学、中医预防医学体系乃至整个中医药学中都占有重要的地位。

在中医基础理论体系中，中医体质学蕴含了中医病因、藏象理论的重要内容。体质是疾病发生的内在依据，脏腑虚实、经气盛衰、气血津液的多少都能在体质差异上得以体现。

在中医临床医学体系中，中医体质学蕴含了中医诊断、治疗理论的重要内容。在疾病诊断中，不仅要重视辨证与辨病，体质与疾病的相关性也是不可忽略的重要方面，根据体质差异（即辨体）进行疾病治疗。

在中医预防医学体系中，重点就在于"治未病"理论，而"治未病"主要体现在对体质的干预，疾病预防必须根据体质差异进行。

体质学研究不仅是中医学的重要内容，也是中医学与西方医学的重要研究内容，其不仅和现代科学具有通约性，也是中医学与民族医学和其他医学进行对接的平台。

二、中医体质学的作用

中医体质学深化了中医学对人体生命、健康和疾病的认识，对中医基础理论的创新、中医临床医学的发展、中医预防医学方法的充实起到重要的促进作用。中医体质学的深入研究，对中医药学的发展、多学科的交融都具有重要作用。

（一）创新和发展中医基础理论

1. 发展中医病因理论 传统的中医病因理论以六淫、七情学说为主，对禀赋遗传因素的认识是其薄弱环节，而西医学对遗传学的研究已深入到分子水平。中医体质学认为，体质与疾病的发生具有明显相关性。体质强弱及心理素质等机体反应性与疾病的发生有明显关系，而七情失调、外感六淫是否发病，首先取决于机体的耐受性即体质状态。体质的不同，直接影响人的气质、性格，影响人体的七情表现和接受刺激时的反应方式，关系着疾病的发生、发展、转归、预后等。重视遗传与环境等影响体质的相关因素在疾病过程中的作用，为创立新的中医病因学提供了依据。因而，中医体质学的研究，对发展中医病因理论具有重要的作用。

2. 拓展中医藏象理论 传统的中医藏象理论以脏腑、经络、气血津液等为基本理论框架。体质是包含脏腑、经络、气血津液、形体、心理等在内的统一体。中医体质学通过对体质特征、体质差异的研究，将拓展传统中医藏象理论的内涵。

3. 深化对证候的认识 体质因素在许多情况下决定着机体对某些疾病的易罹性和病变过程中证候的倾向性，证的背后常体现着个体的体质特点。证主要是在明显的、特定的、相对而言比较急剧的致病因子作用于体质以后形成的临床类型。但在一定情况下，某些证候与体质状态并不一致，因为"证"是病变过程中的阶段性反应，疾病的不同发展阶段可表现出不同的症状特点，当某些疾病超越体质制约的程度，则又可反过来影响体质。体质是在遗传基础上，在缓慢的、潜在的环境因素作用下，在生长发育和衰老的过程中渐进形成的个体特殊性。因而，中医体质学研究将深化对证候的认识。

（二）发展中医临床医学体系

1. 体现个体化诊疗思想　王琦对"个体化诊疗"作出了定义性的表述："个体化诊疗是基于以人为本、因人制宜的思想，充分注重人的个体差异性，进行个体医疗设计，采取优化的、针对性的治疗干预措施，使之更具有有效性和安全性，并据此拓展到个性化养生保健，从而实现由疾病医学向健康医学的转化。"在临床诊治疾病过程中，对疾病的防治措施和治疗手段应建立在对体质辨识的基础上，充分考虑到患者的体质特征，并针对其体质特征采取相应的治疗措施。处方用药不仅要考虑对症治疗，消除疾病的临床症状，还应辨明体质，求其"本"，辨体质论治，改善体质。否则，即使疾病的临床症状已消除，但偏颇体质存在，仍会成为再次发病的基础。由于体质差异，不同个体、民族、地域的人对药物的耐受性和敏感性不一，因而用药、剂量有差异，药效也有不同。中药的毒性和不良反应等问题也与体质差异有关。因此，研究不同体质类型的用药特点、饮食宜忌、养生保健，将充分体现中医重视个体化诊疗的思想。

2. 对中医诊疗体系的创新　辨证论治作为中医诊疗的主要方法，古往今来一直得到广泛运用。但面对临床上遇到的种种困惑，人们既要发挥中医辨证、辨病论治的优势，更应从疾病的本质、患者的体质特征上去寻找发病规律、病变特点，注意辨体用方、辨体用药及其宜忌，使治疗更具有全面性。对辨体论治的运用规律进行科学、系统、深入的探讨，从而形成辨体－辨病－辨证相结合的"三辨诊疗模式"，可以带动整个中医诊疗体系的创新。

3. 凸显调体辨治疾病的优势　辨体论治方法对与体质因素具有明显相关性的疾病诊治具有优势与特色，改善体质能够获得明显疗效。如对过敏性疾病的诊治，中医体质学理论突破传统的避免过敏原和抑制过敏状态的方法，从改善过敏体质这一根本问题着手，有可能带来治疗的重大变革。目前中医体质学研究应重点放在体质与疾病的相关性研究上，找到真正的发病原因，从调整体质入手，以提高临床疗效为目的，拓展中医临床新的发展空间，并以此全面带动中医临床学科发展。

（三）丰富中医预防医学理论

1. 体现个体化预防思想　中医体质学蕴涵着丰富的预防医学内容，提倡科学、积极主动的预防思想。通过对体质状态的分析，调整人体所处的偏颇状态，以预防疾病发生，减轻病变程度，体现了个体化预防的优势。在中医体质学中，对偏颇体质的调理可采用多种方式，如食疗、方药、养生保健方法等。预防医学是医学发展的重要领域，而体质与疾病的发生有明显的相关性，通过改善体质可以预防相关疾病的发生。所以，中医体质学的发展对个体预防具有指导作用。

2. 突出对疑难病的预防　随着疾病谱的改变，非感染性疾病、慢性病、心身疾病等越来越多。对这类疾病的预防重于治疗，一旦疾病形成，如高血压、肿瘤、糖尿病等，只能从症状上缓解、控制，很难彻底治愈。根据自身体质进行预防，改善体质、调整功能状态，是预防疾病发生的最佳方法。

（四）促进与多学科的交融

中医体质学在生命科学范畴内，对生命现象、体质差异规律进行研究，为中医学和多学科交融、与其他医学的对话及与新兴学科的接轨创造了条件。中医体质学与基因组学等现代科技前沿领域有很好的结合点，有助于从分子水平阐明中医体质的物质基础和中医药调节体质的科学内涵。

（五）实现与其他医学的对话

人体存在不同体质类型，这一观点已得到中西医、国内外学者的公认。世界上其他国家，如日本、韩国、印度等的传统医学，也高度重视体质医学。西方医学很早就有体质分类思想，现代生理病理学也重视体质因素。我国的民族医学如藏医学、维医学等也蕴涵体质学思想。因此，中医体质学与国内外其他医学体系的交流有着较为广泛的基础，可以实现对接与沟通，从而使中医学形成更加开放的体系。

第三节 中医体质学的理论基础

中医体质学是中医理论体系的重要组成部分。中医理论体系诞生于中国古代，在其形成和发展过程中，充分地借助了当时先进的以气、阴阳、五行学说为基础的唯物主义哲学思想。精气、阴阳、五行学说作为古人认识世界及其变化的宇宙观和方法论，促进了中医理论基本学科框架的构建和理论体系的形成，并贯穿于中医理论体系的各个层面，成为中医学包括中医体质学的主要思维方法。中医学以此来指导对人体生理、病理的认识，着眼于整体联系，注重研究人体的结构、功能及其所依赖的物质；认为人体是以五脏为中心，以经络为通道，以精气血津液为物质基础，联系着六腑、形体官窍的极其复杂的有机整体。人类的生命活动，既有相同的普遍性，又有个体的特异性，均是脏腑经络、精气血津液结构与功能的综合表现。脏腑经络、精气血津液作为中医理论的核心，既涵盖了中医学的基本理论，又是临床各科的理论依据，也是中医体质学的理论基础。

一、中医体质学的哲学基础

在"诸子蜂起，百家争鸣"的时代，中国古代哲学思想得到长足的发展，当时盛行的精气学说、阴阳学说、五行学说必然对中医体质理论的形成产生深刻的影响。将阴阳、五行、精气学说作为主要的思维方法，说明人体体质的形成、特征、类型、变化规律及其对疾病发生、发展、演变过程的影响，指导疾病的诊断、防治和养生康复，成为中医体质学的哲学基础。

（一）阴阳学说

阴阳是中国古代哲学重要而独特的概念。阴阳学说是建立在唯物论基础上的朴素的辩证法思想，是古人认识宇宙本原和阐释宇宙变化的一种世界观和方法论。其渗透到医学领域，成为中医学重要而独特的思维方法，深刻地影响着中医理论体系的形成和发展。中医体质学用阴阳学说解释人类体质的形成、特征和类型，说明体质与疾病的关系，并以此指导对疾病的诊治。

人体是一个有机的整体，其内部充满着阴阳对立互根的关系，人体体质的差异性，实际上是体内气血阴阳之偏颇和功能活动之差异。中医学对人体生理功能的认识，重在整体层次上的机体反应状态，体质实质上是机体在常态之下自我调节控制能力和对外界环境适应能力的反应。这种人体在正常生命活动中所表现出来的调节控制能力和适应能力的高低强弱，就是人体生理功能的强弱，是阴阳两个方面对立统一的结果，反映了机体阴阳运动形式的特殊性。在正常生理条件下，每个个体存在着一定的阴阳偏盛偏衰、偏多偏少，导致不同个体之间在生命活动表现形式上的某种倾向性和属性上偏阴偏阳的差异性，从而决定体质类型的形成。因此，中医体质学首先着眼于整体生理功能的高低强弱，以阴阳学说为理论依据，归纳体质类型。

正常的体质应是阴阳平和之质，"阴阳匀平……命曰平人"（《素问·调经论》）。但是人体的精气阴阳在正常生理状态下，总是处于动态的消长变化之中，使正常体质出现偏阴偏阳的状态。因此，古代医家将体质常分为阴阳平和质、偏阳质和偏阴质3种类型。

由于机体自身生理范围内阴阳的偏盛偏衰，决定了个体处于不同的功能状态，从而对外界刺激的反应性、亲和性、耐受性不同。所以个体对某些病邪的易感性、耐受性不同。章楠《医门棒喝·人身阴阳体用论》曰："治病之要，首当察人体质之阴阳强弱，而后方能调之使安。察之之道，审其形气色脉而已……因其病虽同，而人之体质阴阳强弱各异故也。"因此，临证常以患者的体质特征作为立法处方用药的重要依据，对体质内在阴阳偏颇的调整，是治疗的关键。

（二）五行学说

五行学说是中国传统哲学思想中影响极为广泛的重要学说之一，是中国古代朴素的唯物辩证观和方法论，含有原始质朴的系统论思想。五行学说渗透到医学领域，与医学内容相结合，成为中医药理论的重要组成部分。中医学以五行学说解释人体，建立了人体是一个有机整体和人与自然环境息息相关的整体思想，确立了中医学脏腑、经络、精气血津液的核心理论，构建了以五脏为中心的生理病理系统。中医体质学根据中医学在五行学说指导下所构建的人体脏腑经络的系统模型，分析归类复杂的体质现象，探求不同体质的形成原因，阐释体质与发病的关系，并根据体质对疾病进行诊治和预防，形成了独特的体质理论。

《灵枢·阴阳二十五人》以五行的特性为依据，总结了人体的肤色、形体、举止、性格等生理和心理特征及与四时气候的适应性等特点，将人先划分为木形、火形、土形、金形、水形5种人格体质类型。以此为基础，又结合五音太少、阴阳属性及手足三阳经的左右上下、气血多少之差异，将每一基本类型再推演为5种亚型，即25种类型。在此基础上论述了不同类型的个体生理、心理特征的差异，外在体貌和人与地域、时令的关系，以及调治的原则。该篇与《灵枢·通天》提出的阴阳五态人多偏重于人格气质分型。

（三）精气学说

精气学说是古人用以阐释宇宙万物的构成本原及其发展变化的一种古代哲学思想，是主导古人认识世界的自然观和方法论，具有丰富的内涵。

精气学说对《内经》理论体系的形成产生了影响。《内经》吸纳古代哲学中的精气学说和关于神的认识，并结合其自身的医疗实践，用于阐述人的生理、心理健康及疾病状况，逐渐创立了中医精气神生命观。这种生命观认为，精有形为生命的本原，气无形为生命的动力，精气是构成人体和维持人体生命活动的最基本物质。正如《素问·宝命全形论》所说的"天地合气，命之曰人""人以天地之气生"。神为生命的主宰及体现，也即人体的心理活动和精神活动，而其又是以五脏之精气及其运动为基础产生的。《灵枢·本神》曰："故生之来谓之精，两精相搏谓之神。"在精与气、有形与无形的相互转化中，显现出各种生命活动，产生了精神心理过程。精能化气，气能生精，精气能化神，神又能驭气统精。精、气、神三者有机整合和协调，使整个生命过程处于有序代谢状态，因而能够做到《灵枢·平人绝谷》中所说的"五脏安定，血脉和利，精神乃居"。否则就如《灵枢·天年》中所说的"五脏皆虚，神气皆去"。在《内经》中，精气学说被融入中医体质理论之中，渗透到体质学说的各个层面，由此产生了中医体质学理论的精气血津液等内容。

二、中医体质学的生理学基础

人体以五脏为中心，通过经络系统把六腑、五官、九窍、四肢百骸等全身组织器官联系成一个有机的整体，以精气血津液为物质基础，完成统一的功能活动。因此，体质实质上是通过组织器官表现出来的脏腑经络、精气血津液之偏颇和功能活动之差异，是人体生理活动综合状况的反映。以精气血津液为重要物质，通过五脏的功能活动调节着体内外环境的协调平衡，是体质形成的重要生理学基础。

（一）脏腑经络学说

脏腑是构成人体、维持正常生命活动的中心，人体的各项生理活动均离不开脏腑。因此，脏腑的形态和功能特点是构成并决定体质差异的重要因素，不但影响身体的生理活动和心理活动，而且在一定程度上可以改变机体的外部形态特征，从而决定体质的强弱，并进一步影响疾病的发生、发展与变化。《医宗金鉴·伤寒心法要诀》云："人感受邪气虽一，因其形脏不同，或从寒化，或从热化，或从虚化，或从实化，故多端不齐也。"因此，在治疗时就要根据脏腑的盛衰差别，因人施治。

经络作为人体生理结构之一，内属于脏腑，外络于肢节，是人体气血运行的道路。体质不仅取决于脏腑功能活动的强弱，还有赖于各脏腑功能活动的协调，经络正是实现这种联系沟通的结构基础。体质差异主要是通过外部形态特征表现出来，而经络将脏腑之气血精津输布于形体。脏腑经络各分阴阳，故各经气血阴阳的多少亦有定数。不同的个体，其脏腑精气阴阳的盛衰及不同的经络中气血的多少不同，表现于外的形体也就有差异性。经络中气血充盛，则体质强壮；气血不足，则体质虚弱而多病。正如《灵枢·寿夭刚柔》曰："血气经络胜形则寿，不胜形则夭。"

（二）精气血津液理论

精气血津液是决定体质特征的重要物质基础。"夫精者，身之本也"（《素问·金匮真言论》），"人之所有者，血与气耳"（《素问·调经论》）。精气血津液既是脏腑生理活动的产物，又通过经络的转输作用，输布于人体各脏腑形体官窍，维持人体正常的生命活动，成为脏腑经络、形体官窍功能活动的物质基础。脏腑精气的盛衰，经络气血的多寡，决定着体质的强弱，并影响着体质的类型，故精气血津液是决定人体生理特点和体质特征的重要物质。

总之，中医体质学以精气、阴阳、五行哲学思想为指导，认识体质的形成、特征、类型、变化规律及其对疾病发生、发展、演变过程的影响，指导对疾病的诊治和养生康复，形成了独特的体质理论，确立了脏腑经络、精气血津液的生理学基础。

第四节　中医体质学的基本原理

科学研究活动一般基于经验基础和理论背景。中医体质研究的经验基础是对人群中个体差异性的观察与总结，而理论背景则是人们对这种个体差异性的基本看法。王琦经过40多年的深入研究，总结出"禀赋遗传论""生命过程论""形神构成论""环境制约论"四个基本原理，奠定了中医体质学研究的出发点和理论基础。

一、禀赋遗传论

禀赋遗传是决定体质形成和发展的主要内在因素。不同个体的体质特征分别具有各自不同的遗传背景，而这种遗传背景所决定的体质差异，是维持个体体质特征相对稳定性的一个重要因素。

中医学认为，先天禀赋的不同决定了体质差异的存在。《灵枢·寿夭刚柔》云："人之生也，有刚有柔，有弱有强，有短有长，有阴有阳。"说明了由遗传决定的个体差异，既可表现在形态结构方面的"长短、肥瘦、大小"和功能方面的强弱不同，还可体现在个体阴阳气血质与量的差异方面。如先天禀赋充足，阴阳气血平衡，则体质无偏，即属平和质；若阴阳气血失衡，可导致多种偏颇体质类型的出现。由此可见，先天禀赋的差异是导致体质差异的重要内在条件。

二、生命过程论

体质是一种按时相展开的生命过程。中医体质学认为，体质是一个随着个体发育和发展的不同阶段而不断演变的生命过程。在个体生命进程中，体质的发展经历了"稚阴稚阳"（幼年）、"气血渐充"（青年）、"阴阳充盛"（壮年）和"生理功能衰退"（老年）等不同的体质阶段，从而反映出个体体质发展的时相性或阶段性。

"生命过程论"的基本观点是：①体质是一种按时相展开的，与机体发育同步的生命过程。②体质发展的过程表现为若干阶段，每个阶段的体质特性也有相应的差异，这些不同的体质阶段依机体发育的程序相互连续，共同构成个体体质发展的全过程。③不同个体的体质发展过程，由于先天禀赋的不同而表现出个体间的差异性，其中影响较大的因素是性别差异、某些生理缺陷与遗传性特禀质。

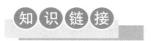

体质类型与年龄的关联性

研究显示，阴虚质、湿热质、气郁质、特禀质等偏颇体质与15～24岁年龄段关联性较强，平和质与25～44岁年龄段关联性较强，阳虚质、气虚质等虚性体质类型与45岁以后的年龄段关联性较强。其他研究亦表明，随着年龄增长，平和质比例逐渐减少，偏颇体质尤其是气虚质和血瘀质呈逐渐增加的趋势。全国体质流行病学调查显示，气虚质、阳虚质、血瘀质随年龄增加而增加。基于以上调查结果可见，随着年龄的增长，体质的发展呈现一定的规律性，提示可对不同年龄段人群有针对性地开展中医体质干预，促进实现覆盖全生命过程的体质健康管理。

三、形神构成论

体质是特定躯体素质与一定心理素质的综合体。形神构成论是中医"形神统一"思想在中医体质学中的具体体现。其基本内涵是：①体质是由特定躯体素质（包括形态和功能两个方面）与相关心理素质的综合体；②构成体质的躯体素质和心理素质之间的联系是稳定性与变异性的统

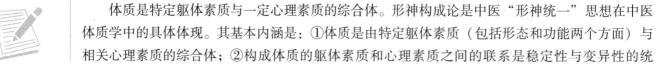

一；③体质分型或人群个体差异性的研究应注意躯体－心理的相关性。

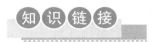

中医体质类型与人格心理特征的相关性

　　研究表明，平和质人群个性外向稳定，气虚质、湿热质、血瘀质、气郁质人群内向不稳定，阳虚质、痰湿质人群内向稳定，阴虚质人群外向不稳定，特禀质人群人格心理特征因人而异。不同中医体质类型人群均表现出相应的人格心理特征，中医体质类型与人格心理特征具有相关性，初步证实了中医体质形神相关理论。因此认为，人群体质的生理状况与其心理状态相互影响。在进行体质调理时，不仅要对偏颇体质人群的生理状况进行干预，也要注重偏颇体质人群的心理调摄。

四、环境制约论

　　环境包括自然环境和社会环境，对体质的形成和发展起着重要的制约作用，不同社会背景或不同地方区域或饮食起居的差异，均会形成人群不同的体质类型。自然环境如气候、地理环境等因素对体质有一定影响，故体质分布有明显的地域差异，如东部和北部气虚质、阳虚质较多，西部气虚质、阴虚质、痰湿质较多，南部湿热质较多。社会环境因素如饮食起居、生活习惯等也会影响体质的形成，人们长期的饮食习惯和相对固定的膳食结构可以通过脾胃运化影响脏腑气血阴阳的盛衰偏颇，从而形成稳定的功能趋向和体质特征。长期不健康的生活方式，如晚睡晚起、睡眠不规律、吸烟、饮酒、喜甜食、缺乏运动等，会促进偏颇体质的形成。

第五节　中医体质学的三个关键科学问题

　　王琦提出"体质可分论""体病相关论""体质可调论"，成为体质研究的三个关键科学问题。其中，人群中存在个体差异性和群体趋同性，是体质可分论的基础；不同体质类型与疾病发生有其内在联系，并影响着证候的类型与演变，是体病相关论的基础；基于体质偏颇状态及动态可变性特征，从体质入手，调节人体整体功能，从而使其恢复健康，是体质可调论的基础。

一、体质可分论

　　体质的形成与先、后天多种因素相关，遗传因素的多样性与后天因素的复杂性使个体体质存在明显的差异，即使同一个体在不同的生命阶段其体质特点也是动态可变的，所以体质具有明显的个体差异性，呈现多态性特征。另一方面，处于同一社会背景、同一地方区域，或饮食起居方式比较相似的人群，其遗传背景和外界条件类同，使特定人群的体质形成群体生命现象的共同特征，从而又表现了群体趋同性。不同时代的人群也呈现不同的体质特点。

　　个体差异性与群体趋同性是辩证统一的，没有个体差异性就无"体"可辨，没有群体趋同性就无"类"可分，因此二者共同奠定了"体质可分论"的基础。

二、体病相关论

　　不同个体的体质特征分别具有各自不同的遗传背景和环境因素，它与许多特定疾病的发生与发展有密切关系。体质与疾病的相关性主要体现在五个方面：其一，体质状态反映正气强弱，决定发病与否。其二，体质影响发病倾向。即使感受同一邪气，因体质不同，病证也不同。如同为感受寒邪，阳盛之体多见风热表证，阳虚之体则多为风寒表证，体虚而外感者则因体质类型之分而有气虚感冒、阴虚感冒、阳虚感冒之别。其三，由于个体体质的差异性，导致对某些致病因子有着易感性，或对某些疾病有着易罹性，形成某些（类）疾病发生的背景或基础。如研究发现痰湿质与高脂血症、原发性高血压、冠心病、糖尿病、脑卒中密切相关，而慢性前列腺炎患者的体质类型以湿热质、气郁质多见。其四，体质状态也是预测疾病发展、转归、预后的重要依据。其五，不同地域人群的体质特点与一定的疾病谱相关，因而产生发病差异。

三、体质可调论

体质的形成是先、后天因素长期共同作用的结果，既是相对稳定的，又是动态可变的，从而决定了体质的可调性。体质可调的作用有三：一是通过干预亲代体质可调节子代先天禀赋。亲代偏颇体质得到纠正后，其子代慢性病的发生或病变程度就会减轻。二是通过调节偏颇体质可预防相关疾病的发生。有很多疾病与体质因素具有明显的相关性，如变应性鼻炎、支气管哮喘与特禀质明显相关。通过调节这类疾病的易感体质就可以预防其发生。三是通过干预体质可调节心理适应能力。无论是平和质还是偏颇体质都有特定的性格心理特征，且其与形态结构、生理功能相互影响。从干预体质着手，消除不良性格心理赖以存在的偏颇体质基础，并辅以相应的心理治疗，就可以调整心理、情绪的偏颇状态。

体质的可调性使调整体质、防病治病成为可能，实际上临证治病的目的在某种程度上就是为了改变患者的偏颇体质。服用适宜的药食是调整体质的重要方法，合理运用药食的四气五味、升降浮沉等性能，可以有效地纠正体质的偏颇。另外，调整和改善体质还应注意调整生活习惯，针对不同的体质类型，对其进行相应的生活指导，通过建立良好的行为方式和生活习惯使体质得到改善。

【学习小结】

中医体质学中体质的概念是指人体生命过程中，在先天禀赋和后天获得的基础上所形成的形态结构、生理功能、心理状态和适应能力方面综合的、相对稳定的固有特质；是人类在生长、发育过程中所形成的与自然、社会环境相适应的人体个性特征。对于中医体质概念的理解，应该从其对体质形成和构成要素的界定入手，即体质的形成不仅是先天禀赋决定的，同时也是后天获得的，受自然环境、社会生活等方面综合作用的结果；体质的构成包括形态结构、生理功能、心理状态和适应能力，即体质是形神相关、天人相应的统一体。这一概念充分体现了"形神合一"的生命观和"天人合一"的整体观，与其他学科的体质概念有所不同。

中医体质学是以中医理论为指导，研究人类各种体质特征、体质类型的生理、病理特点，并以此分析疾病的反应状态、病变的性质及发展趋向，从而指导疾病预防、治疗及养生康复的一门学科。这一概念明确了中医体质学的性质，它是属于基础与应用紧密结合的新兴学科，其研究领域包括体质形成、体质特征、体质类型、体质与发病、体质与诊断、体质与治疗、体质与预防等方面。

研究中医体质学的意义不仅在于实现个体化诊疗，对中医学整体也必将产生重要影响，主要表现在其对中医基础理论学科、中医临床医学、预防康复医学的促进和在多学科交融中的作用，从而促进中医与世界主流医学的对话。

中医体质学的理论基础，主要来源于中医理论中的哲学思想和藏象理论，即精气、阴阳、五行学说和脏腑经络、精气血津液理论。精气、阴阳、五行学说作为古人认识世界及其变化的宇宙观和方法论，贯穿于中医理论体系的各个层面，同样成为中医体质学的主要思维方法。而中医藏象学说中的脏腑经络、精气血津液理论则揭示了体质的生理学基础，共同组成了中医体质学的理论框架。

禀赋遗传论、生命过程论、形神构成论和环境制约论是中医体质学的四个基本原理，它们共同奠定了中医体质研究的出发点和理论背景。

"体质可分论""体病相关论""体质可调论"的提出，成为体质研究的三个关键科学问题。

【思考题】

1. 中医体质的概念与其他学科的体质概念有何不同？

2. 如何理解中医体质学的四个基本原理？

3. 开展中医体质学三个关键科学问题的研究，对于中医体质学的基础和应用研究有何深远意义？

扫一扫，看
本章课件

学习目的

1. 熟悉　现代医家为中医体质学的形成与发展作出的贡献。
2. 了解　中医体质学发展史上各医家的学术思想。

学习要点

1. 中医体质理论的先导。
2. 中医体质思想临床应用的开端。
3. 中医体质思想的丰富和发展。
4. 中医体质学理论体系的构建、发展和不断完善。

中医学在几千年的发展历程中，对人体体质的认识与研究蕴含着丰富的科学内涵。其中，《内经》为中医体质理论的先导，《伤寒杂病论》是中医体质理论临床应用的开端，历代医家对中医体质理论的延伸与应用都有着丰富的认识。但由于《内经》体质理论多偏重于"气质"方面的阐述，不便于临床应用，历代著名医家虽有相关应用方面的论述，然亦未形成理论体系。20世纪70年代，以王琦为代表的一批学者开展了体质学说的研究，并发表了相关论文。1978年，王琦、盛增秀第一次明确了"中医体质学说"的概念，并于1982年主编出版第一部中医体质学专著——《中医体质学说》，构建了中医体质学说的理论体系，标志着这一学说的正式确立，并受到学术界的广泛关注与肯定。在此影响下，一大批研究论著与科研成果相继发表，中医体质研究已成为中医学研究的热点。回顾中医体质学的形成与发展过程，主要包括以下几个方面。

第一节　《内经》为中医体质学理论的先导

中医学发展史上，《内经》最早对人类个体的体质特征、体质分型、治疗原则等进行了论述，为中医体质学理论的先导。

一、对体质形成的认识

《内经》认为，人体体质的形成受两方面因素影响，即先天因素与后天因素。

在先天禀赋与体质形成的关系上认为，由于先天因素的影响，人自出生，其个体体质和人群体质特征就存在差异：有刚有柔，有弱有强，有高有矮，甚至寿夭不齐；也存在筋骨强弱、肌肉坚脆、皮肤厚薄、腠理疏密的区别。

在后天因素与人体体质形成的关系上认为，自然环境和饮食结构是形成体质特征的重要因素。自然环境包括地理环境和气象因素，人生活在特定的地理、气候环境中，自然因素的长期影响及地理、气候条件的差异性必然使不同时空条件下的群体在形态结构、生理功能、心理行为等方面产生适应性变化，因而东、西、南、北、中五方不同地域人群的体质特征也就各不相同；饮食结构与习惯对体质的形成也产生了重要影响，例如，痰湿质与饮食结构过于"甘美"有关。

此外，《内经》还认识到体质的形成与性别、年龄、社会环境、心理状态等因素有着密切的联系。正是由于这些不同因素，形成了体质的差异性。

二、对体质分型的认识

《内经》不仅对体质的形成及其表现特征有全面的认识，而且还对人类体质差异现象进行了探讨，并从不同的认识角度，提出了体质的分类方法。①根据阴阳学说划分体质类型。《灵枢·通天》以人体中阴阳的偏颇为依据，将体质划分为多阴缺阳的太阴人、多阴少阳的少阴人、多阳缺阴的太阳人、多阳少阴的少阳人、阴阳之气平和之人等。②根据五行学说划分体质类型。《灵枢·阴阳二十五人》中，将体质划分为"木、火、土、金、水"5个主型，每个主型下又分5个亚型，共25种体质类型。③依据人体的形态和功能特征划分体质类型。《灵枢·逆顺肥瘦》中，将体质划分为肥人、瘦人、壮人。《灵枢·卫气失常》中，又将肥人划分为膏、脂、肉3型。④根据人的心理和行为特征划分体质类型。例如《灵枢·寿夭刚柔》将体质用"刚、柔"分类，《灵枢·论勇》用"勇、怯"分类，《素问·血气形志》用"形、志、苦、乐"分类。

总之，《内经》充分注意到不同体质类型的客观存在，体质是可以从多种角度去认识的。《内经》对体质的分类方法是建立在形态结构、生理功能和心理特征等方面的活体观察和对人体的整体考察基础上，体现了"形神合一""心身合一"及人与自然相统一的整体观念。这些分类方法对后世的研究具有重要的启迪意义。

三、对体质与疾病关系的认识

《内经》论述了体质与发病、体质与疾病易感性、体质与病机等方面的内容。首先认为，体质"强弱、阴阳、虚实"的偏颇，是影响发病与否的重要因素。在相同环境和条件下，猝然遇到外邪，人群中有生病的，也有不生病的，并认为这种现象与体质的强弱有关。

《内经》认为，个体体质的差异性，可导致对某些疾病的易感性，如记载了患"风""瘅""痹"等疾病个体体质的特点。此外，个体体质的差异性还直接影响疾病的病机、传变和转归。《素问·风论》记载，同样是"风邪"伤人，有的反应为"热中"，有的反应为"寒中"，有人患"疠风"，有人患"偏枯"，其病各异；同样是"风邪"入阳明，遇到肥胖之人就表现为"热中"而"目黄"，遇到消瘦之人，就表现为"寒中"而流涕、流泪等。

四、对体质与诊治关系的认识

在体质与诊断的关系上，《内经》强调诊断应明确被诊治者的体质，只有这样才能提高诊断的准确性，这也是判断或预测疾病转归和预后的重要依据。《素问·徵四失论》认为，诊断时不辨人的体质是诊断之失误，并提出辨体质是诊断的重要原则。

在体质与治疗的关系上，强调个性化治疗，首先强调辨体质施治的重要性。《素问·三部九候论》认为，认识了人的体质类型，才能制定出有效的治疗方案；《灵枢·大惑论》认为，治疗方法的制定应建立在对人体质辨析的基础上。

《内经》认为，体质差异还表现在对治疗方法和用药剂量的反应性和耐受性方面，应根据体质的不同，采取不同的治疗方法和用药剂量。《灵枢·论痛》认为，由于体质不同，对药物性味的耐受性就不同；《素问·五常政大论》针对不同体质对药物的耐受力，选择了药味之"厚""薄"。不仅药物治疗如此，针刺疗法也是如此。《灵枢·始终》根据人体体质的状况来决定针刺的方法；《灵枢·通天》认为，擅长针灸者，应根据人体体质的差异进行施治；《灵枢·行针》《灵枢·论痛》《素问·奇病论》《灵枢·逆顺肥瘦》等还载有根据人体体质不同而总结出的针对性的刺灸方法。

五、对体质与治未病关系的认识

"治未病"是中医学重要的预防思想。"治未病"一词，首见于《内经》，"治未病"的预防医学思想也贯穿于《内经》医学内容之中。

"治未病"首先应该把重点放在平时的养护和调摄上，未雨绸缪，积极主动地采取措施，防止疾病的发生。正如《素问·四气调神大论》中所强调的："是故圣人不治已病治未病，不治已乱治未乱，此之谓也。夫病已成而后药之，乱已成而后治之，譬犹渴而穿井，斗而铸锥，不亦晚乎。"疾病是致病因素与人体正气相互作用的结果。正气作为内因是发病的根本依据，而正气的强弱是由个体体质所决定的。因此，在平时就应注意保养身体，从培养正气、增强体质、提高机体的抗邪能力和防止病邪的侵袭两个方面预防疾病的发生。

要想有效地预防疾病，必须了解个体体质的偏颇，在此基础上进行有针对性的补偏救弊。正如《灵枢·阴阳二十五人》中所说："审察其形气有余、不足而调之，可以知逆顺矣。"改善体质的基本措施是改变个体的生活环境、饮食因素，并通过必要的锻炼和药物等摄生方法，逐渐使体质的偏颇得以纠正，预防其可能发生的某些病证。

第二节　《伤寒杂病论》展现了中医体质理论的临床应用

东汉末年，"医圣"张仲景所著《伤寒杂病论》的许多篇目将中医体质理论应用到中医临床之中，展现了体质与诊治等方面的学术思想，使《内经》时期初步形成的中医体质理论开始在临床实践中得到初步应用。

一、对体质差异的表述

张仲景从临床观察中认识到，体质有寒、热、燥、湿、虚、实之偏颇，常表现为"强人""羸人""盛人""虚弱家""素盛今瘦""旧有微溏""阳虚""其人本虚"等体质差异，从而导致疾病偏阴、偏阳的不同表现，以及病发太阳、阳明、少阳、太阴、少阴、厥阴的差异，形成了治疗用药上的复杂多样性。

二、对体质与发病的认识

在体质与发病的关系上，《伤寒杂病论》认为，在相同的致病条件下，体质差异不仅决定发病与否，而且还决定发病性质。邪气在侵犯人体后，一方面会加剧素体阴阳的偏差，使其超越自和能力所允许的限度；另一方面，还会削弱机体的自和能力，使之不能恢复到原有的阴阳平衡状态。此时，如果患者是阳盛体质，感寒后也可化热而成热证；阳虚体质，感寒则发为寒证。这种现象被后世伤寒学家称为"从化"现象。

三、对体质与疾病预后的认识

张仲景认为体质强弱、正气盛衰是判定疾病预后吉凶的关键。《伤寒杂病论》中的自愈证、欲解证，大多是机体自身功能的恢复。体内正气恢复，抗邪能力增强，祛邪外出，疾病就能向愈发展；反之，若是体质虚弱，正气不复，邪盛正虚，则病深不解。

四、对体质与治疗的认识

在体质与治疗的关系上，《伤寒杂病论》认为，正确的治疗原则和治疗方法，不仅取决于病变的性质和程度，而且还取决于患者体质的特性，由此总结出一些治疗的经验。同是"汗法"，要根据个体体质状况而采取"峻汗""微汗""解肌"等不同治疗；同是"下法"，要根据个体体质状况而采取"峻下""缓下""润下"等不同治疗；同样的方剂，同样的病证，但因为体质的不同，而有"宜用"和"禁用"的规定。

综上所述，东汉时期，以张仲景为代表的医家将中医体质思想应用到临床的多个环节，展现了体质与发病、体质与疾病预后、体质与治疗等方面的认识，使《内经》时期初步形成的中医体质理论在临床实践中得到了应用。

第三节　历代医家对中医体质论述的丰富和发展

自秦汉以后，体质思想日趋受到重视，有些观点迄今仍被应用。尤其是明清时期，总结出针对不同体质的疾病治疗、用药规律等宝贵经验，对体质研究多有启迪，今天仍值得借鉴。

一、隋唐宋医家对中医体质思想的贡献

隋代医家巢元方在其编著的《诸病源候论》中，在病源、证候与体质的相关性研究方面多有贡献。如对于特禀质的描述，《诸病源候论·漆疮候》云："漆有毒，人有禀性畏漆，但见漆，便中其毒……亦有性自耐者，终日烧煮，竟不为害也。"说明过敏性疾病的发生是由其先天禀赋所决定的，这一认识丰富了中医体质学病因理论。

唐代《颅囟经·脉法》最早提出了婴幼儿体质属于"纯阳"的观点："凡孩子三岁以下，呼为纯阳，元气未散。"后世在此基础上逐渐形成"纯阳"学说。"纯阳"并非认为正常小儿是有阳无阴或者阳亢阴亏，而是认为小儿机体的阴阳均不足，但是以阳生为主导趋势。唐代著名医学家王焘主张医家在临证用方时重视患者体质与方药用量的关系。如《外台秘要·风惊悸方九首》记载治疗"大虚风气，入腹拘急，心痛烦冤"的"大竹沥汤"，一般是开此方"十四味，切，以竹沥一斗，水五升，煮取四升，分服一升"，而"羸人服五合佳"；《外台秘要·风惊恐方三首》指出，治疗"五脏六腑血气少"的"十黄散""服此散体中筋力强者，不须增人参，气力羸虚可增人参五分，合十分"。

北宋中医儿科大家钱乙的《小儿药证直诀·原序》中指出，小儿具有"脏腑柔弱"的体质特征，一旦调护失宜，在外易被六淫所侵，在内易被饮食所伤，而且发病后传变迅速，在发病过程中具有"易虚易实，易寒易热"的病理特点。北宋著名医学家陈直在《养老奉亲书·形证脉候》中提出了"虚阳"体质的理论，认为："老人真气已衰，此得虚阳气盛，充于肌体，则两手脉大，饮食倍进，双脸常红，精神强健，此皆虚阳气所助也。""常得虚阳气存，自然饮食得进，此天假其寿也。"这一特殊体质类型也被称为长寿体质。此外，陈直对老年的生理、心理特点及

食养、食疗方法等也进行了较全面的论述。

二、金元明清医家对中医体质思想的贡献

（一）金元时期

以金元四大家为代表的金元医家的理论变革，为中医体质理论的不断创新作出了重要贡献。

刘完素对老年体质有新的认识，提出老年人多为"气衰"，易患"阴虚阳实"之证。他在《素问玄机原病式·六气为病》中指出："故老人之气衰，多病头目昏眩，耳鸣或聋，上气喘咳，涎唾稠黏，口苦舌干，咽嗌不利，肢体焦痿，筋脉拘倦，中外燥涩，便溺闭结，此皆阴虚阳实之热证也。"还告诫说："但须临时识其阴阳虚实，则无横夭之冤。慎不可妄以热药养其真气，则真气何由生也？"这一认识至今仍是比较符合临床实际的。

张从正主张攻邪也不废弃补养正气。至于病后进补与否，还要视患者的体质状况而定。他在《儒门事亲·补论》中指出："人之所禀，有强有弱。强而病，病而愈，愈而后必能复其旧矣。弱而病，病而愈，愈而后不必复其旧矣。是以有保养之说。"关于补养正气的具体方法，他强调食补的重要性，在《儒门事亲·推原补法利害非轻说》中指出："夫养生当论食补，治病当论药攻。"主张常以谷肉果菜补益养生。

李杲注重"元气"的生理作用，认为脾胃与元气有密切关系，脾胃是元气之本，元气是健康之本，脾胃伤则元气衰，元气衰则疾病所由生。从中医体质的角度看，这恰恰说明了气虚质的形成过程。其首创治疗气虚内热证的益气升阳之法，对气虚质的调理及相关疾病的防治具有指导作用。

朱震亨滋阴调体的养生思想在体质养生学领域也颇具影响。如其指出："与其救疗于有疾之后，不若摄养于无疾之先……未病而先治，所以明摄生之理"（《丹溪心法·不治已病治未病》），强调养生保健的重要性。朱震亨生活在浙江，江浙地区人的体质大多比较柔弱，其中富贵者多膏粱之体，痰火内蕴；而贫困的人多藜藿之体，情怀不畅，郁火内生。加之当时"和剂局方"温燥药的盛行，易伤阴液，从而导致当时阴虚质的人较多。在这样的背景下，他提出了"阳常有余，阴常不足"的著名论点，进而确立了"滋阴降火"治则，主张把滋阴抑阳作为贯穿于人体全生命周期的主要养生法则：一是收心养性抑阳；二是节育保精护阴；三是饮食茹淡养阴；四是降火清热坚阴。此即为在体质养生方面的具体运用。

（二）明清时期

明清时期的众多医家在金元医家已经取得的认识成果基础上，更加侧重对体质与发病、体质与辨证、体质与治疗用药等的研究。体质的分类也更加适合中医临床的需要。

明代医家张介宾提出体质差异的藏象阴阳分类法，将体质划分为阴脏、阳脏和平脏三种类型。对于小儿的体质特点，张介宾也有不同于以往的认识。他在《景岳全书·小儿补肾论》中指出："小儿于初生之时，形体虽成而精气未裕。"他还认为小儿"精气未裕"，必须依靠后天水谷之精的不断补充，而水谷之精则又要依靠脾胃的化生。张介宾在《景岳全书·中兴论》中根据人体生长壮老的规律，提出了"人于中年左右，当大为修理一番，则再振根基，尚余强半"的理论，并指出欲想"再振根基"，则必须保持肾中真阴真阳的充盛及脾胃功能的健运。这种"中年振基"的体质理论，对于今天人们的养生仍有着深刻的指导意义。关于体质与证候的标本关系，张介宾在《景岳全书·痘疹诠》中明确指出："当识因人因证之辨。盖人者，本也；证者，标

也。证随人见，成败所由。故当以因人为先，因证次之。若形气本实，则始终皆可治标；若形质原虚，则开手便当顾本。"体质为本、病证为标的关系由此开始确立。

清代医家叶桂、华岫云在《临证指南医案》中明确提出"体质"一词，而且从形态特征、肌肉的坚结与柔软及面色、面型和肤色等方面，将体质划分为阴阳两型。《临证指南医案》中还明确提出了"阴虚体质""木火体质""阳虚体质""阳气不足体质""质体气弱""色白肌柔，气分不足"等体质现象。叶桂在临证实践中非常重视对患者体质的辨别。他在《临证指南医案·呕吐》中强调"凡论病，先论体质、形色、脉象，以病乃外加于身也"，并在《临证指南医案·痢》中指出"诊之大法，先明体质强弱，肌色苍嫩"。他认为，通过辨患者体质能迅速而准确地抓住疾病的本质。叶桂对辨体质论治进行了细致的描述。他在《温热论》中明确指出："吾吴湿邪害人最多，如面色白者，须要顾其阳气，湿胜则阳微也。如法应清凉，用到十分之六七，即不可过凉……面色苍者，须要顾其津液，清凉到十分之六七，往往热减身寒者，不可便云虚寒而投补剂。"可见叶桂对体质辨证应用之精当，确为辨体论治起到了示范作用。此外，叶桂还注重体质的可变性。他在《临证指南医案·胃脘痛》中明确指出："经几年宿病，病必在络。痛非虚症，因久延，体质气馁。"说明了疾病日久可引起体质的改变，而治疗应随体质的改变而改变。

清代医家吴瑭在《温病条辨·解儿难》中提出小儿是"稚阳未充""稚阴未长"，用"稚阳""稚阴"来表明小儿时期，无论是在属阳的各种生理活动方面，或是在属阴的形、质方面都是不成熟、不完善的，所谓"脏腑娇嫩、形气未充"。这一论断对于当今认识小儿体质特点具有参考意义。

清代医家徐大椿在《医学源流论·病同人异论》中阐述疾病治疗与体质的关系时指出："天下有同此一病，而治此则效，治彼则不效，且不惟无效而反有大害者，何也？则以病同而人异也……故医者必细审其人之种种不同，而后轻重缓急、大小先后之法因之而定。"并在《医学源流论·五方异治论》中指出："人禀天地之气以生，故其气体随地不同。西北之人，气深而厚，凡受风寒，难于透出，宜用疏通重剂。东南之人，气浮而薄，凡遇风寒，易于疏泄，宜用疏通轻剂……至交广之地，则汗出无度，亡阳尤易，附桂为常用之品。若中州之卑湿，山陕之高燥，皆当随地制宜。"说明自然环境及相应的生活习惯等方面的不同与体质类型密切相关，其治疗也当随之有所差别。

另外，明清医家对体质思想有重要阐述的还有吴有性的《温疫论》、陈修园的《伤寒论浅注》、章楠的《医门棒喝》、石芾南的《医原》、吴达的《医学求是》等。这些医家从体质的分类，疾病的诊断、治疗及养生保健等方面，对体质现象进行了归纳总结，但依然没有形成学术体系。

第四节　中医体质学理论体系的构建、发展和不断完善

一般来说，一门新学科的确立，应具备以下几个前提：一是有其他学科所不能替代的研究领域，有其独特的研究内容；二是有较长时间的学术积淀，并且已形成较为完善的理论体系；三是有一定数量的研究人员和研究文献；四是在某一大的研究领域中具有重要的学术地位。用这一标准来衡量中医体质学科的发展所走过的道路，自1978年"中医体质学说"的概念第一次被明确提出至今，40多年来，王琦带领课题组先后运用文献学、信息学、临床流行病学、数理统计学、心理学、遗传学、分子生物学、系统生物学等多学科交叉的方法进行中医体质的研究，最终构建了中医体质学这样一门新兴的分支学科。

一、中医体质学说的提出和确立

1978 年《略论中医学的体质学说》的发表及 1982 年《中医体质学说》专著的问世，标志着中医体质由历代散在的论述成为一种专门的学说。

（一）《略论中医学的体质学说》发表——中医体质学说的提出

王琦自 1977 年起在国内率先开展了中医体质学说的理论、基础与临床研究。1978 年 7 月，他与盛增秀在《新医药学杂志》上发表论文《略论中医学的体质学说》，首次明确提出"中医体质学说"的概念。

（二）《中医体质学说》出版——中医体质学说得到确立

1982 年王琦与盛增秀合作出版第一部体质学研究专著《中医体质学说》。该书以《内经》体质学说理论作为基石，比较系统地论述了体质的分类、形成，体质与发病，体质与辨证，体质与治疗等内容，初步建立了中医体质学说的理论体系。

1. 中医体质学说的概念 《中医体质学说》第一次对"中医体质学说"的概念予以界定，认为它是"以中医理论为主导，研究人类各种体质特征、体质类型的生理、病理特点，并以此分析疾病的反应状态、病变的性质及发展趋向，从而指导疾病预防和治疗的一门学说"。

2. 七种临床体质分型设计 王琦在 1980 年 9 月完成的硕士学位论文《论中医体质学说在临床医学中的重要意义——附 102 例临床体质分型调查报告》中初步提出了正常质、阳虚质、阴虚质、气虚质、湿热质、痰湿质、瘀血质等 7 种体质分型设计。该论文初载于 1980 年《贵阳中医学院临床汇编》中，后来成为《中医体质学说》一书中临床医学部分的内容。

二、中医体质学理论体系的初步构建

自 20 世纪 80 年代末开始，中医体质学研究迈入了一个新的历史阶段。先是王琦带领"中医痰湿（肥胖）体质的基础研究"课题组于 1993 年完成痰湿型体质定量规范化标准的建立，使中医体质分型进入定性、定量阶段。1995 年王琦又主编出版新的《中医体质学》专著，中医体质学理论体系和研究方法由此得到初步确立。《中医体质学》的出版，标志着中医体质理论体系得到初步构建，中医体质学成为一门专门的分支学科。

（一）"中医痰湿（肥胖）体质的基础研究"——痰湿体质定量规范化标准的建立

1989—1993 年，王琦带领课题组承担了国家自然科学基金资助课题"中医痰湿（肥胖）体质的基础研究"。该课题重点研究了痰湿质的定量规范化判断标准，初步总结了痰湿质在生理、生化方面的病理特征，以及在免疫遗传学上的差异特征；揭示了肥胖人常见疾病高脂血症、冠心病、脑卒中及糖尿病等与痰湿质的内在联系，为体质临床诊疗提供了理论指导；并对化痰祛湿法及其方药进行了临床和药理研究，制定了改善痰湿质的有效处方"化痰祛湿方"，为从调节体质入手，恢复患病个体的病理状态取得了证据。

（二）《中医体质学》出版——中医体质理论体系的初步构建

1995 年，王琦主编出版了新的《中医体质学》专著，中医体质学理论体系和研究方法由此

得到初步确立。

1. 中医体质学基本概念的确定　在新出版的《中医体质学》中，王琦在 1982 年版《中医体质学说》的基础上，对中医体质学说的学科性质、研究范畴进行了更加明确的界定。

在《中医体质学》中，王琦将中医"体质"的概念明确表述为"体质是个体生命过程中，在先天遗传和后天获得的基础上表现出的形态结构、生理功能和心理状态方面综合的、相对稳定的特质"。

2. 中医体质学基本原理的确立　1989 年王琦在《北京中医学院学报》上发表题为《中医体质学说的基本原理》论文，指出体质过程论、心身构成论和环境制约论是中医体质学说的三个基本原理。在以上认识的基础上，王琦在《中医体质学》专著中进一步明确提出禀赋遗传论、生命过程论、形神构成论、环境制约论，形成了中医体质学说的四个基本原理，并对每一原理进行了具体的阐释。它们共同奠定了中医体质研究的出发点和理论背景，决定了中医体质学理论体系的基本范畴，对中医体质学的整体发展提出了依据和方向。

3. 体质分型方法及标准　①体质七分法：王琦在对 108 种古代传统文献及 168 种现代文献进行梳理、对中医体质分类的理论渊源及形成发展进行综合分析的基础上，结合临床体质调研的结果，将人体体质划分为 7 种类型，即正常质、阴虚质、阳虚质、痰湿质、湿热质、气虚质、瘀血质。这种体质分类方法构成了中医临床体质辨识的主要内容。②体质分型标准：在体质分型标准的研究方面，王琦带领的"中医痰湿（肥胖）体质的基础研究"课题组，制定出痰湿体质的定量诊断标准。该标准调查样本大、调查面广、设计项目广泛全面、选择性强，具有相当的可靠性和实用性。

4. 体质与发病的关系　在体质与发病的关系上，王琦在总结前人认识的基础上提出了 3 个方面的观点：一是外界致病因素能否侵入人体，个体是否发病，在很大程度上取决于个体体质（即个体的抗病能力和耐受能力）。二是由于个体体质的特异性而导致个体对某些致病因子有着易感性或对某些疾病有着易罹性、倾向性。三是遗传性疾病、先天性疾病的产生，过敏体质的形成与体质有着重要关联。

5. 体质与证候的关系　王琦在《中医体质学》专著中指出，体质与证候既有着本质的差别，又有着密切联系，体质在许多情况下决定着机体对某些疾病的易罹性和病变过程中的倾向性。证的背后或多或少体现着个体的体质特点。但在一定情况下，某些证候与体质状态并不一致。因为"证"是病变过程中阶段性反应，疾病的不同发展阶段可表现有不同的症状特点，当某些疾病超越体质制约的程度时，又可反过来影响体质的改变。

（三）现代研究方法的引入

这一阶段，许多从事中医体质学研究的学者在原有文献研究的基础上，引入了临床流行病学研究方法并尝试多学科交叉的方法来推动中医体质学研究的更快发展。他们从流行病学调查的数据来研究体质的分布规律，利用分子生物学技术来研究体质类型的免疫遗传学特征，并加强了多学科参与的研究。王琦带领的"中医痰湿（肥胖）体质的基础研究"课题组在对痰湿质遗传学研究中发现痰湿质存在免疫遗传学基础，初步为痰湿质诊断标准提供了遗传学依据，为痰湿质分型研究提供了新的可行的客观依据。

三、中医体质学理论体系的不断发展和完善

21 世纪以来，中医体质学理论体系也实现了进一步的发展和完善，在中医体质学基本概念

的界定、中医体质研究的三个关键问题的提出、中医体质分类及其判定标准的制定、体质辨识新技术的开发、四个个体差异特征群的提炼、辨体－辨病－辨证诊疗模式的提出、体质三级预防概念体系的提出及体质研究方法的不断创新等方面都收获了丰硕的学术成果，并连续召开了多次全国中医体质学术研讨会。

（一）中医体质学基本概念的明确界定

学科概念的确定决定着该学科研究的目标和方向。对中医体质学来说，最重要的概念是对"中医体质学"的科学界定及对"体质"等相关专业术语的表述，从而确立中医体质学的理论基础。

1. 中医体质学科概念的明确界定　2005 年由王琦主编、全国 19 所中医院校及相关科研院所共同编写的全国高等中医药院校创新教材《中医体质学》的出版，标志着中医体质学完成了从一门学说到学科的转变，成为从中医基础理论中分化出来的新的分支学科。该教材中首次明确界定了中医体质学的基本概念："中医体质学是以中医理论为指导，研究人类各种体质特征，体质类型的生理、病理特点，并以此分析疾病的反应状态，病变的性质及发展趋向，从而指导疾病预防、治疗以及养生康复的一门学科。"

2. 中医体质概念的明确表述　在不同的学科中，对于体质的概念有不同的界定。中医体质的概念在 2005 版《中医体质学》教材中也有了更加明确的表述和阐释："是指人体生命过程中，在先天禀赋和后天获得的基础上所形成的形态结构、生理功能和心理状态方面综合的、相对稳定的固有特质。是人类在生长、发育过程中所形成的与自然、社会环境相适应的人体个性特征。"这一表述，既强调了人体体质的形成基于先天禀赋和后天调养两个基本因素，又反映了机体内外环境相统一的整体观念，充分体现出中医学"形神合一"的生命观和"天人合一"的整体观，而这正是中医体质学中的体质和其他学科中体质概念的根本区别所在。

3. 中医体质与证候概念的界定　由于中医体质理论中对偏颇体质现象的论述是运用中医基本术语，证候的论述也是运用中医基本术语，从而出现了体质与证候的概念界定不清的问题，如阴虚质与阴虚证，阳虚质与阳虚证等。王琦等从界定前提、形成过程、表现特点、信息表达、指向目标、诊察内容、干预目的等 7 个方面对中医体质与证候的概念给予了界定。

（二）中医体质学研究三个关键科学问题的提出

在前一研究阶段提出了中医体质学四个基本原理的基础上，2006 年上半年，王琦又在《中医杂志》上连续发表《论中医体质研究的 3 个关键问题（上）》和《论中医体质研究的 3 个关键问题（下）》两篇学术文章。文中首先提出了"体质为本，心身构成，体病相关，可分可调"的科学假说。接着详尽阐述了中医体质学研究主要涉及的 3 个关键科学问题：第一是体质可分论；第二是心身构成论；第三是体病相关论和体质可调论。针对这三个关键科学问题，分别阐述了它们的提出依据和研究方法，为中医体质学研究接下来的发展指明了正确的思路和方向。2009 年，王琦在《中医体质学（2008）》中将三个关键科学问题凝练为"体质可分论""体病（证）相关论""体质可调论"，对三个关键科学问题进行了具体的理论阐述，成为体质研究的总体框架。

（三）中医体质分类及其判定标准的确定及体质辨识技术的开发

如何对人群体质现象做出客观的分类，建立规范化的分类方法与标准，是中医体质学术发展的一个突出问题。现代医家在古代体质分类方法的基础上，结合临床实践，应用文献学研究方法，对体质类型进行了划分。由于观察角度不同，曾出现了四分法、五分法、六分法、七分法、九分法和十二分法等多种分类方法。随着实践深入，现学术界以王琦提出的中医 9 种基本体质类型为体质分类的行业标准。

1. 中医 9 种基本体质类型的确定 在新的研究阶段，王琦带领课题组运用文献学、信息学研究方法，通过对文献数据的计算机检索和统计分析，再次进行了体质分类与特征表述研究，提出了平和质、气虚质、阳虚质、阴虚质、痰湿质、湿热质、血瘀质、气郁质、特禀质中医 9 种基本体质类型的概念，并从形体特征、常见表现、心理特征、发病倾向、对外界环境适应能力 5 个方面进行了体质特征表述。

2. 中医 9 种基本体质类型判定标准的制定 这一阶段中医体质分类研究取得的最显著成果是运用现代研究手段和中医传统的体质分类方法有机结合而形成的符合中医特色的体质分类判定标准。

在前一研究阶段制定了中医痰湿体质量化诊断标准的基础上，以王琦为组长的"基于因人制宜思想的中医体质理论基础研究"（973 计划）课题组编制出《中医体质量表》，初步形成了由平和质、气虚质、阳虚质、阴虚质、痰湿质、湿热质、血瘀质、气郁质、特禀质 9 个亚量表构成的、60 个条目、以自填为主的标准化量表。在此基础上课题组又制定出了"中医体质分类判定标准"。该判定标准因其"既科学规范，又简便易行，适于自我评价"而被中华中医药学会定为学会标准，被广泛推广应用，为实现个性化的养生保健及亚健康防治、提高国民整体素质提供了理论依据和有效的方法，在当前中医"治未病"工程的实践中正发挥着独特作用。2009 年中华中医药学会正式发布了我国第一部指导和规范中医体质研究及应用的文件——《中医体质分类与判定》标准，明确了 9 种基本体质类型的分类与判定。

3. 多项体质辨识新技术的开发 继《中医体质量表》和《中医体质分类与判定》标准的研制实现了体质理论向实践的转化之后，2007 年，王琦带领的课题组又利用计算机信息技术的手段开发了三维中医体质模型。通过人脸可见光和近红外图像信息技术发现九种体质面部特征，并以现代科学方法诠释体质特征，建立体质面部识别技术、体质基因分类器等体质多维测评技术，进一步拓展了中医体质理论应用的范围。

（四）四个个体差异特征群的提炼

2007 年，王琦通过检索大量的古代及现代文献，结合全国大样本体质流行病学调查的结果分析及临床实践的认识体会，提炼出了个体差异现象的四个表达特征群，即个体的体质特征可以从形态结构、生理功能、心理特点、适应能力四个方面进行表达。这四个个体差异特征群的提炼，为中医体质分类判别提供了一种切实可行的依据和标尺。

（五）辨体－辨病－辨证诊疗模式的提出

在中医体质理论体系构建的过程中，王琦对长期的中医临床实践和科学实验工作进行认真思考总结，在此基础上于 2005 年提出了"辨体－辨病－辨证诊疗模式"。该模式是以体质、疾病、证候之间的内在联系为前提，将辨体、辨病、辨证相结合，进行综合运用的一种临床诊疗模式。2012 年编写出版了《辨体－辨病－辨证诊疗模式创建与应用》，不仅揭示了中医临床医学的自身规律，而且突破辨证论治的单一思维定式，拓展了中医临床思维空间，丰富了中医临床诊疗体系，适应了多元复杂的临床需求。

（六）体质三级预防概念体系的提出

王琦在"体质三级预防学说"的基础上，又进一步提出"体质三级预防概念体系"，针对不同人群制定相应的预防保健措施，从调体拒邪、调体防病及调体防变三个演进层次体现了改善体质在预防保健中的重要作用，为大面积人群"治未病"的实现提供了方法和途径。

（七）中医体质学研究方法的不断创新

1. 分子生物学方法在体质研究中的应用　中医体质研究被认为是中医领域中最有希望与现代生物科学技术相结合的方面，有望成为中医现代化研究的重要突破口。通过与相关学科的交融，从分子水平阐明中医体质的物质基础，可以全面提升中医体质学学术研究和创新能力。运用基因组学、代谢组学、分子遗传学、肠道微生态学等方法开展了系列研究并发现：阳虚质、阴虚质、痰湿质与平和质相比，在 3 个代谢相关基因 PPARD、PPARG 和 apM1 的单个单核苷酸多态性（SNP）和单倍体上具有显著差异；阳虚质甲状腺激素受体 β（TRβ）基因表达下调，为阳虚质不耐寒冷的表现提供了分子生物学解释；特定体质具有特定的代谢组学特征，如阳虚质、阴虚质具有能量代谢、脂代谢、糖代谢、氨基酸代谢的差异，以及神经递质、脏腑功能的改变；偏颇体质与平和体质相比，生理、生化、免疫、遗传等相关指标表达明显不同，如痰湿质糖代谢、脂代谢相关指标与平和质存在明显差异；痰湿质与肠道微生物研究领域具有诸多相关性和相似性，目前已有研究证实两者与代谢疾病的发生均密切相关，针对两者的干预措施均能防治代谢疾病，因而认为肠道微生物或许是痰湿质与代谢疾病研究的关键交叉点。这些都为体质分类提供了客观的证据。

2. 体质流行病学调查研究的深入开展　2006 年，王琦带领课题组运用现代流行病学方法在全国东西南北中各地区完成 21948 例体质流行病学抽样调查。调查结果表明，中医 9 种基本体质类型在国人中确实存在，其中平和质在 9 种体质类型的构成中仅占了 32.75%，小于总人数的三分之一；而其他 8 种偏颇体质占 67.25%，比总人数的三分之二还多。2015—2017 年开展的一项基于 108015 例中国一般人群中医体质流行病学调查研究显示：在整体人群中，平和质占 28.98%，8 种偏颇体质占 71.02%。

【学习小结】

中医学在几千年的发展历程中，在对人体体质的认识与研究方面蕴含丰富的科学内涵。

先秦至西汉时期，《内经》对体质的认识涉及生理、病理、诊断、治疗等各个方面；最早提出了体质分型思想；在此基础上，又分别对体质与生理、发病及预后、防治之间的关系进行了论述，成为中医体质理论的先导。

东汉时期，张仲景的《伤寒杂病论》在体质与发病、体质与治疗、体质与预后等方面开展临床应用，对中医体质理论进行了较为贴近临床实际的探讨。其所开创的"病脉证治"体系中，始终贯穿着以体质为本、以调动人体自身对病邪的抵抗力、发挥人体自疗潜能为目标的主旨。此后历代医家许多论述为中医体质理论的延伸与应用积累了丰富的认识，加深了中医对体质的认识与理解，但始终没有形成学术体系。

20 世纪 70 年代后期至今，在以王琦为代表的广大中医体质研究工作者持续 40 多年的不懈努力下，中医体质学术的发展揭开了新的篇章，伴随着中医体质学的创立，中医体质学理论体系得以构建，并得到了不断发展，日臻完善。自 1978 年"中医体质学说"的概念第一次被明确提出至今，王琦带领课题组运用文献学、信息学、临床流行病学、数理统计学、心理学、遗传学、分子生物学等多学科交叉的方法进行中医体质的研究，最终构建了中医体质学这样一门新兴的分支学科，已成为当前发展中医基础理论的突破口和创新点。

如今的中医体质学研究，正以自身主体性与开放相容性为发展模式，以新兴交叉学科的面貌，在医学和生命科学研究领域中异军突起，必将对中医药临床实践、养生、预防及康复医学产生深远影响，为个体化诊疗提供理论依据，为国家正在大力倡导的中医"治未病"健康工程提供理论指导和实践方法；也必将成为与国际医学对接的新的医学理论。

【思考题】

1. 《内经》《伤寒杂病论》为中医体质学的形成作出了哪些贡献？
2. 中医体质学理论体系是如何构建、发展和不断完善的？

第三章

体质的形成与影响因素

扫一扫，看
本章课件

　　体质秉承于先天，得养于后天。既有先天遗传性，又受后天因素的制约和影响，先后天多种因素构成了影响体质的内外环境。禀赋、胎传等先天因素，决定着体质的相对稳定性和个体体质的特异性。饮食营养，生活起居，精神情志，自然、社会环境因素，以及疾病和药物损害等各种后天因素，对体质的形成、发展和变化均具有重要影响。因此，体质是个体在遗传的基础上，在生长发育过程中受内外环境各种因素的影响而形成的。

第一节　体质形成的先天因素

　　体质形成的先天因素，包括先天之精（含有遗传基因）的遗传性和胎儿在母体内孕育情况等两种因素，它们对不同群体及群体中个体体质的形成具有决定性的作用。

　　先天，又称先天禀赋。禀，即接受，是后人承受先人；赋，即给予，是先人赋予后人。《辞海》："禀赋，犹天赋，指人所禀受的天资或体质。"先天禀赋，是指子代出生以前在母体内所禀受的一切，包括父母生殖之精的质量，父母血缘关系所赋予的遗传性，父母生育的年龄、身体状态，以及在母体内孕育过程中母亲是否注意养胎和妊娠期疾病所造成的一切影响。先天禀赋是体质形成的基础，是人体体质强弱的前提条件。

一、禀赋

　　禀赋之源便是生命之源，生命之源来自父母之精。体质的形成首先以父母之精为物质基础，人之始生，"以母为基，以父为楯"（《灵枢·天年》），"两神相搏，合而成形"（《灵枢·决气》）。可见禀赋受于父母，在未生之前，亦即是先天。父母的生殖之精结合形成胚胎，而后在母体气血的滋养下不断发育，从而形成了人体。因此，人体在胎儿时期便形成了机体的形态结构，这种形体结构便是体质在形态方面的雏形，张介宾称之为"形体之基"。

父母生殖之精的盈亏盛衰和体质特征决定着子代禀赋的厚薄强弱和体质特征。父母体内的阴阳偏颇和功能活动的差异，可使子代也有同样的倾向性。东汉王充在《论衡·气寿》中指出："禀气渥则其体强，体强则命长；气薄则其体弱，体弱则命短，命短则多病短寿。"因此人自出生就存在着个体体质和人群体质特征的差异，如有刚有柔、有弱有强、有高有矮，甚至寿夭不齐，存在着筋骨强弱、肌肉坚脆、皮肤厚薄、腠理疏密的区别，以及性格、气质，乃至先天性生理缺陷、特禀质等，从而决定着个体对某些疾病的易患倾向。

（一）家族

不同的家族，由于血缘关系所秉承的先天精气的盈亏盛衰，决定着子代禀赋的厚薄强弱，是子代体质形成的前提基础。不同的家族，由于亲缘关系所赋予的遗传性，即基因携带的遗传信息，形成该家族群体较为鲜明的体质特征，如身体强弱、肥瘦、刚柔、长短、肤色、性格、气质，乃至先天性生理缺陷和遗传性疾病，如鸡胸、龟背、癫痫、哮喘等，并世代相传。《医宗金鉴·幼科杂病心法要诀》曰："小儿五迟之证，多因父母气血虚弱，先天有亏，致儿生下筋骨软弱，行步艰难，齿不速长，坐不能稳，要皆肾气不足之故。"

子代与亲代之间既存在相似或类同，也存在差异，即遗传和变异构成了生命活动的基本特征：家族遗传决定了家族个体体质的承继性及相对稳定性，也是与亲代的相似之处；而变异则可导致家族及个体体质的自身特异性，变异与后天多种因素的作用又可使体质具有可变性。

（二）婚育

婚育时父母血缘关系的远近，婚育的年龄、时机，以及身体的健康状态等，决定着胎儿未来的体质状况。早在《左传》中就认识到近亲不能结婚，指出"男女同姓，其生不蕃"。婚育要选择最佳的生育年龄，既不应早婚早育，也不宜高龄生育，《医宗金鉴·妇科心法要诀》曰："男子十六而精通，必待三十而娶，女子十四天癸至，必待二十而嫁者，皆欲阴阳先实。然后交而孕，孕而育，育而其子必坚壮长寿也。"

（三）种子

男女媾精，胎孕乃成。父母生殖之精为子代体质的基础，父母之精的优劣决定子代体质的强弱。故首先要保证种子（精卵）优质，亲代元气之盛衰、营养之优劣、情志之苦乐及年龄、嗜欲、生活行为方式都会影响"精"的质量。而优质种子（精卵）不仅取决于父母的禀赋及身体健康状况，还与怀孕的时机相关。《医宗金鉴·妇科心法要诀》指出："男子聚精在寡欲，交接乘时不可失，须待氤氲时候至，乐育难忍是真机。"聚精之道在于寡欲、节劳、息怒、戒酒、慎味。若父母"以酒为浆，以妄为常，醉以入房"（《素问·上古天真论》），则可明显影响种子（精卵）的正常发育，从而影响子代体质，故在种子过程中要杜绝不良因素的干扰，尤其是在胚胎生长发育的早期。

二、胎传

母体作为胎儿生长发育的场所，在妊娠期内母体的体质状况影响和决定着胎儿的体质状况。因此，胎传是影响体质的先天因素中的重要环节。孕母饮食起居不慎，酗酒、吸烟、感染邪毒、不当用药，以及情志异常波动等，皆可影响胎儿发育，导致先天禀赋不足。《格致余论·慈幼论》曰："乳母禀受之厚薄，情性之缓急，骨相之坚脆，德行之善恶，儿能速肖。"

且"儿之在胎，与母同体，得热则俱热，得寒则俱寒，病则俱病，安则俱安，母之饮食起居，尤当慎密。"

无论饮食还是药物，均有寒热温凉、酸苦甘辛之别，因此孕期的药食使用要考虑孕母的体质状态。如孕母饮食、用药不当，可致子代体质偏颇。《诸病源候论·难乳候》曰："儿在胎之时，母取冷过度，冷气入胞，令儿着冷，至儿生出，则喜腹痛，不肯饮乳，此则胎寒，亦名难乳也。"《景岳全书·妇人规》曰："盖凡今之胎妇，气实者少，气虚者多。气虚则阳虚，而再用黄芩，有即受其损而病者，有用时虽或未觉，而阴损胎元，暗残母气，以致产妇羸困，或儿多脾病者，多由乎此。"因此，根据孕母脏腑阴阳气血偏盛偏衰的不同体质特点，选用不同性味的药食，可有助于纠正孕母的偏颇体质，并避免胎儿形成脏腑阴阳气血偏盛偏衰的状态。

孕母在妊娠时由于情志紊乱可以影响到胎儿发育。《素问·奇病论》曰："人生而有病癫疾者……病名为胎病。此得之在母腹中时，其母有所大惊，气上而不下，精气并居，故令子发为癫疾也。"

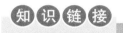

影响体质形成的重要先天因素之一——胎传

明·万全《幼科发挥·胎疾》明确指出，小儿疾病"有因父母禀受所生者，胎弱胎毒是也。胎弱者，禀受于气之不足也……子之羸弱，皆父母精血之弱也……故儿有头破颅解，神慢气少，项软头倾，手足痿弱，齿生不齐，发生不黑，行走坐立，要人扶掖，皆胎禀不足也。"清·陈复正《幼幼集成·杨梅疮证治》曰："盖小儿患此（指梅毒）者，实由于父母贻毒传染而致也，然非寻常胎毒之可比。盖青楼艳质，柳巷妖姬，每多患此，而少年意兴，误堕术中。由泄精之后，毒气由精道乘虚直透命门，以灌冲脉，所以外而皮毛，内着筋骨，凡冲脉所到之处，无不受毒。"

研究表明，低出生体重儿的发生与母亲偏颇体质有很大关系，常见于气虚质、阳虚质、阴虚质、痰湿质及湿热质；而孕晚期为特禀质、痰湿质、血瘀质的孕妇，与不良妊娠结局有关。因此，重视对女性孕期体质的调节，改变其偏颇体质，使其趋向平和，对女性生殖健康及优生优育均具有重要意义。

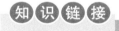

干支运气影响胎儿体质的形成

《素问·五常政大论》中论述了五运六气对人之胎孕的影响："岁有胎孕不育，治之不全，何气使然？岐伯曰：六气五类，有相胜制也，同者盛之，异者衰之，此天地之道，生化之常也。"认为人在不同的年份，会出现孕育能力的强弱变化，这种变化甚至难以用药物改变，因为这是干支运气气化的结果，即"化不可代，时不可违"。有学者研究发现，胎孕期岁运为火运太过之年，平和质形成增加；岁运为火运不及之年，阳虚质形成增加；胎孕期岁运为土运太过之年，痰湿质形成增加，其中火运、土运对后天体质影响较大。罗马大学孟德尔科学研究院吉列德博士根据对一万五千对孪生子研究的结果，提出了"时间遗传学"理论，认为遗传基因不仅使人们（无论是否孪生子）继承祖先的某些特征，并且在每个特征里还携带着时间的遗传信息。这个观点说明了胎儿在母体中时，不仅会受到父母体质的影响，同样会通过母体受到外界的影响。

第二节 体质形成的后天因素

由先天因素决定的体质特征并非一成不变，在后天各种因素的综合作用下也会发生变化。后天因素主要包括饮食营养、生活起居、精神状态、环境、疾病、药物等方面。这些因素既可调节体质的强弱变化，也可改变人的体质类型。一般来说，调摄适宜者，则可弥补先天不足，使体质由弱变强；调摄不当者，虽先天禀赋充足，也可因过度损耗，使体质由强变弱。《景岳全书·传忠录·藏象别论》曰："其有以一人之禀而先后之不同者。如以素禀阳刚而恃强无畏，纵嗜寒凉，及其久也，而阳气受伤，则阳变为阴矣；或以阴柔而素耽辛热，久之则阴日以涸，而阴变为阳矣。不惟饮食，情欲皆然。"

一、饮食营养

后天饮食习惯对体质的形成有重要影响。不同的饮食含有各自的营养成分，并具有寒、热、温、凉四种不同之性和酸、苦、甘、辛、咸五种相异之味。饮食习惯和相对固定的膳食结构均可通过脾胃运化影响脏腑气血阴阳的盛衰偏颇，形成稳定的功能趋向和体质特征。

脾胃为后天之本，科学的饮食习惯、合理的膳食结构、全面而充足的营养可增强人的体质，甚至可使某些偏颇体质转变为平和质。如《素问·六节藏象论》指出："天食人以五气，地食人以五味……味有所藏，以养五气，气和而生，津液相成，神乃自生。"若阳虚质者常食温热之物，将可逐渐改变阳气不足的体质偏颇状态。《素问·异法方宜论》认为，饮食习惯是形成地域人群间体质差异的重要原因。如东方"鱼盐之地""其民食鱼而嗜咸""鱼者使人热中，盐者胜血，故其民皆黑色疏理，其病皆为痈疡"；西方"其民华食而脂肥，故邪不能伤其形体，其病生于内"；北方"其民乐野处而乳食，脏寒生满病"；南方"其民嗜酸而食胕，故其民皆致理而赤色，其病挛痹"；中央"其民食杂而不劳，故其病多痿厥寒热"。

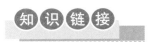

饮食习惯与中医体质类型之间的关联性

调查发现，不同饮食习惯的人群中医体质类型分布特点不同。阳虚质与喜热关联性较强；特禀质与喜清淡关联性较强；气郁质与喜辛辣关联性较强。说明饮食习惯与中医体质类型之间存在关联性。应根据不同饮食习惯的中医体质特点对人群的偏颇体质进行调护。

饮食内伤是造成体质偏颇的常见原因之一。饮食失宜影响脾胃功能，造成阴阳气血失调，或某些营养物质缺乏，使人体体质发生不良变化。如长期摄入不足，妨碍气血的生化，易使体质虚弱；饱食无度，久而久之则损伤脾胃，可导致形盛气虚的体质。饮食偏嗜可造成脏腑气血阴阳的偏盛偏衰而形成偏颇体质。如长期偏嗜寒凉之品，易致阳虚质；偏嗜辛辣则易化火伤津，形成阴虚质；偏嗜甘甜可助湿生痰，形成痰湿质；贪恋醇酒，易内生湿热，形成湿热质。总之，饮食因素对体质的形成有重要的影响。

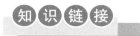

饮食因素对痰湿质形成的重要影响

饮食因素促成痰湿质的形成，主要是通过以下两条途径：①饮食自倍。食物不能及时腐熟运化，聚湿生痰。当代社会因生活水平提高，或生活节奏紧张等行为因素，人们不注意养成良好的饮食习惯，亦常见暴饮暴食，以致脾胃损伤，运化不及，湿聚生痰者。②饮食偏嗜。若饮食过凉、生冷过度，则脾阳受伤，蕴湿生痰；饮食偏食肥甘厚味，抽烟、喝酒、嗜茶也可以助湿生痰。以上饮食因素促使痰湿质的形成并非一时所致，而是由于长期作用使脏腑功能失于平衡，逐渐产生痰湿状态。

王琦带领课题组以我国东西南北中5个地域的自然人群和体检中心15岁以上、获得知情同意的2230人为对象（包括健康者和患病者），采用标准化的中医体质量表实施横断面现场调查，应用单因素分析和多元逐步回归分析法分析痰湿质的主要影响因素。研究结果表明，个体体质类型与性别、年龄、饮食、劳逸、地理、情志、疾病等诸多因素存在相关性，其中饮食起居失常是痰湿质后天形成的主要因素，研究还显示，喜食油腻之物、缺少运动、早睡晚起、睡眠不规律、嗜烟等都可以明显诱发痰湿质。另外，研究提示，混合养和人工喂养的人群较之母乳喂养更容易出现痰湿质偏颇。

二、生活起居

生活起居主要包括劳逸、起居（作息安排）等日常生活和工作情况。生活起居是否有规律，将会对脏腑气血阴阳盛衰偏颇造成不同的影响，从而形成体质的差异。

劳逸适度，能促进人体的身心健康，维护和增强体质。而过度的劳累和安逸，则对人体的体质有不良影响，如长期劳作过度，易损伤筋骨肌肉，消耗气血阴阳，致使脏腑精气不足，功能减退。《素问·举痛论》曰："劳则气耗……劳则喘息汗出，外内皆越。"过度的安逸，长期养尊处优，四体不勤，易使人体气血不畅，脾胃功能减退。如《素问·宣明五气》所言"久卧伤气，久坐伤肉"。

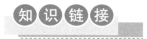

生活方式对体质的影响

一项对5734名20~30岁职业人群行为生活方式与中医体质相关调查显示：平和质与行为生活方式基本健康型关联性较强；气郁质、阳虚质、血瘀质、气虚质、特禀质与缺乏运动型关联性较强；痰湿质与饮食不健康型关联性较强。

睡眠是维持精力，保持和增进身体健康的重要因素。睡眠时间充足、睡眠质量高，则阴阳调，气血畅，脏腑气血阴阳各司其职，气血运行于脏腑经脉之间各按其时且各守其序，人体形神乃得安康。睡眠时间不足、睡眠质量不好，会导致阴阳失衡，精、气、神不足，容易形成偏颇体质，从而诱发疾病。研究表明，睡眠质量和平和质呈正相关，和偏颇体质呈负相关，且睡眠质量对血瘀质、阳虚质、气虚质影响较大。

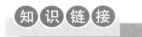

睡眠对阴虚质的影响

有研究者对1728例阴虚质者睡眠情况进行调查分析，显示睡眠时间和入睡时刻是阴虚质的影响因素，睡眠时间过短（<6.0h/d，6.0~6.9h/d）或过长（≥9.0h/d），以及入睡晚于24点是阴虚质的危险因素。

三、精神情志

精神状态的好坏是影响体质形成的重要因素之一。人的精神状态多受到情志因素的直接影响。情志包括喜、怒、忧、思、悲、恐、惊等七种心理活动，它是人体对外界客观事物刺激的不同反应，属于正常的精神活动范围。脏腑所化生和储藏的气血阴阳是精神情志活动产生的物质基础，同时人的精神状态和七情的变化，也时刻影响着脏腑气血的功能活动。情志变化无论强弱久暂，从其开始出现就包含有影响脏腑气机协调运行的致偏作用，能够不同程度地影响体质。故精神情志，贵于调和。情志舒畅，精神愉快，则脏腑经络功能协调，气血调畅，体质则健壮。正如《灵枢·本脏》所说："志意和则精神专直，魂魄不散，悔怒不起，五脏不受邪矣。"若长期受到强烈的精神刺激，引起持久不解的情志异常波动，超过人体的生理调节能力，就会影响脏腑经络功能，导致机体阴阳气血失调或不足，给体质造成不良影响，从而形成某种特定的体质。如长期精神抑郁，情志不畅，则脏腑失调，气血阻滞，易形成气郁质或血瘀质。经常忿怒者，易化火伤阴灼血，形成阴虚质。情志异常变化导致体质改变还与某些疾病的发生有特定的关系，如忧愁日久，郁闷寡欢的气郁质，易诱发抑郁症。

四、自然环境与社会环境因素

环境是围绕人类的外部世界，可分为自然环境和社会环境。体质的形成和变化与环境因素密切相关。无论是自然环境还是社会环境，都对体质的形成和变异发挥着重要作用。

（一）自然环境

自然环境通常指地理环境，包括自然地理环境和人文地理环境，前者是包括气候、地理、水火、土壤、植物与动物界有机组合的自然综合体，后者是人类在自然地理环境的基础上所造成的人为环境。自然环境的变化可影响人体的形态结构、生理功能和心理活动，从而影响人体的体质。

1. 气象因素 人与天地相应，人的体质与人所处地域的气候条件、气象因素密切相关。一般而言，恶劣的气候环境培养了人健壮的体魄和强悍的气质，舒适的气候环境则造就了人娇弱的体质和温顺的性格。我国南方多湿热，北方多寒燥，东部沿海为湿润的海洋性气候，西部内地为大陆性气候。因此，西北人形体多壮实，腠理偏致密；东南人体质多瘦弱，腠理偏疏松。

2. 方域因素 一方水土养一方人，地域环境不同，人们对其产生不同的适应性而形成不同体质。《内经》对此早有论及。《素问·阴阳应象大论》曰："东方生风""南方生热""中央生湿""西方生燥""北方生寒"。由于气化各有偏盛，五方显现出不同的方域特色。各方居民在方域的影响下，就有不同的体质禀赋（表3-1）。如南方之人易感风、热、暑、湿之邪，其阴虚内热之体质较多见；北方之人易感风、寒、燥邪，其阳虚内寒之体质较多见。

表 3 - 1 五方方域特点与居民体质形成

方域	太虚气化			地理风情		居民体质
	五质	五气	五化	地物	民情	
东方之域	木盛	风胜	始生	鱼盐之地，海滨傍水	食鱼而嗜咸，皆安其处美其食	热中，胜血，黑色疏理
西方之域	金盛	燥胜	收引	金玉之域，沙石之处，水土刚强	陵居而多风，不衣而褐荐，华食	脂肥，表气坚实
北方之域	水盛	寒胜	闭藏	其地高陵居，风寒冰冽	其民乐野处而乳食	脏寒，腑满
南方之域	火盛	热胜	长养	阳盛，地下，水土弱，雾露之所聚	其民嗜酸而食胕	致理而赤色，经络挛痹
中央之域	土盛	湿胜	化物	地平以湿	其民食杂而不劳	气血逸滞，肢体痿软

注：表中内容据《素问·阴阳应象大论》和《素问·异法方宜论》。

3. 地势因素 地势差异也会使当地居民有相应的体质禀性，并呈现"一州之气，生化寿夭不同""高者其气寿，下者其气夭"的规律。故《素问·五常政大论》曰："治病者，必明天道地理，阴阳更胜，气之先后，人之寿夭，生化之期，乃可以知人之形气矣。"现代环境地质学研究表明，在地质历史的发展过程中，逐渐形成了地壳表面元素分布的不均一性，这种不均一性在一定程度上影响和控制着世界各地区人类的发育，形成了人类体质明显的地区性差异。

这些特点是古今医学家临床辨治的重要根据。金元医家张从正在《儒门事亲》中阐述汗法禁忌时说："南陲之地多热，宜辛凉之剂解之；朔方之地多寒，宜辛温之剂解之。"清代温病学家叶桂在《外感温热篇》中说："吾吴湿邪害人最广。"故其用药遣方，十分注重南人北人体质差异，对吴越江浙之人，常以宣化湿邪为主要治法。

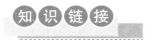

自然环境对人群体质的影响

王琦带领的课题组，在我国东、西、南、北、中 5 个地域（江苏、安徽、甘肃、青海、福建、北京、吉林、江西、河南 9 省 26 市）对自然人群进行了 21948 例的大样本流行病学调查，发现：我国西部气虚质较多，可能与西部高海拔地区低气压、低氧分压的特殊地理环境有关；东北阳虚质较多，可能与东北冬季长、春秋气温比较低，阳气易损有关；西部阴虚质较多，可能与西部地区多风、干燥、强紫外线辐射等特殊气候环境有关；西部痰湿质较多，可能与之喜食牛羊肉、嗜饮烈酒，容易滋生痰湿有关；南部湿热质较多，可能与南部地区高温多雨，易酿生湿热，且经济发达，老百姓生活相对富裕，常食热量大的饮食有关。

（二）社会环境

社会环境一方面是人类精神文明和物质文明发展的标志，另一方面又随着人类文明的演进而不断地丰富和发展，所以社会环境有时也称为文化－社会环境。社会的发展变迁，使人类的生存环境、生活习惯、社会习俗、饮食结构等具有迥然不同的特征，因此不同历史条件下人类的体质也就自然表现出与其所处时代相适应的变化趋向。

1. 生活环境 经济水平的提高，生活条件的改善，大规模的城市化和各种现代化设施的介入，使人生活在人工营造的恒定环境之中，会带来一些不可忽视的时代病，如空调病等。有关生活工作环境对体质的影响的相关研究表明，阳虚质的形成与生活环境少见阳光、生活环境拥挤、空调或低温等工作生活环境因素相关。

2. 社会心理 在社会活动中，人体不断接受各种外界信息的刺激，就会出现一定的心理感知和反应。每个人的社会行为都是与他人相关的，比如友谊、爱情、仇恨、嫉妒，这些个体与个体之间或个体与团体之间的心理反应，构成了社会心理。不同社会心理环境，对人的体质也会产生一定的影响。如《素问·上古天真论》曰：上古之人"美其食，任其服，乐其俗，高下不相慕，其民故曰朴……所以能年皆度百岁。"表明和谐的社会心理是保持健康长寿的重要因素。

现代社会发展迅速，社会竞争日益加剧，可使一些人精神紧张、情绪躁动、心神疲惫、焦虑不安，形成强烈的精神刺激，造成机体阴阳气血失调，体质状况也因此发生改变。

3. 特殊环境 社会动荡、战争因素与体质变化有密切关系。战乱频繁，兵荒马乱，人们流离失所，生活极不安定，易于导致饮食失节、劳役过度、情志失调，从而形成脾胃虚弱、元气内伤的体质特征。如李杲《脾胃论》阐述了金元扰攘战乱之际人们体质的变化，从而创补中益气汤等升阳散火、甘温除热之剂。

社会习俗和教育偏差等对体质形成和变化亦产生重要作用。现代社会有人沉迷网络、忽视体育锻炼、饮酒吸烟、盲目进补等不良习惯对体质的影响不容忽视。

五、疾病与药物因素

疾病对于个体的体质改变有着重大影响，尤其是一些重病、慢性消耗性疾病，使脏腑失和，气血阴阳失调，从而影响体质状态。药物因素可以影响胚胎的发育，从而导致新个体的体质特征发生改变或损害，引起如先天畸形、胎儿先天性耳聋等严重疾病。药物使用不当或药物的不良反应，可以导致个体体质的损害。

（一）疾病因素

疾病是体质形成过程中的一个重要影响因素。疾病通过损伤人体正气而改变人体的体质。疾病发生、发展、恶化或向愈的整个过程都是人体正气与病邪作斗争的过程。如感受病邪过强或正邪斗争日久反复，势必损伤人体正气，造成体质亏虚，"久病多虚"。《素问·生气通天论》曰："风客淫气，精乃亡。"即暴感邪气有时会对人体产生严重的伤正后果。慢性病证病势迁延，正邪斗争旷日持久而造成正气渐耗，体质亏损，这种情况则更为常见。疾病之病机不外乎正邪斗争及阴阳失调两大方面。邪气本身可以伤正，而正气在与邪气长期斗争的过程中也会逐渐消耗，如早期不能及时消除邪气，或在后期不适时补养正气，势必会造成正气渐亏，体质下降。而阴阳失调之病机，早期可能是阴盛抑阳或阳盛抑阴，如这种失调不能及时纠正而长期发展下去，势必会导致阴阳一方的亏损，最终会造成阴损及阳、阳损及阴的局面，日久形成虚性体质。

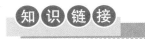

知识链接

女性阳虚质形成的重要因素之一——多次人工流产

多次人工流产是女性形成阳虚质的重要因素之一。其一，精血耗伤，阴损及阳。人工流产术将由生殖之精汇聚而成的胚胎清除掉，直接损伤了肾精；同时刮拭子宫内膜造成出血，更加加重血液的耗伤。若经历反复多次的人工流产术，会导致精血亏虚，日久阴损及阳，导致肾阳亏虚，引发全身的畏寒肢冷、腰膝酸软、性欲低下等症状。其二，冲任损伤，肢体失养。由于冲任二脉同出于胞宫，反复的人工流产术不仅损伤胞宫，同样也会损伤冲任二脉。

冲任二脉损伤后导致血海失充、阴脉失养，日久阴血匮乏，阳气化生乏源，阳虚则畏寒；同时反复的人工流产会造成胞宫瘀血，瘀血又会影响气血的调畅，导致四肢经脉失于温养。其三，督脉损伤，温煦失职。督脉为阳脉之海，主一身之阳气。反复人工流产损伤胞宫，累及督脉，督脉损伤，导致全身阳气亏虚，产热过少，肌体失于温煦，表现为畏寒喜暖。

（二）药物因素

由于药物有寒、热、温、凉之分，酸、苦、甘、辛之别，若长期偏用某些性味的药物，或不根据体质特点用药，人体脏腑气血阴阳就会出现偏盛偏衰，从而改变人体体质。《素问·至真要大论》指出："夫五味入胃，各归所喜，故酸先入肝，苦先入心，甘先入脾，辛先入肺，咸先入肾。久而增气，物化之常也。气增而久，夭之由也。"朱震亨《格致余论·大病不守禁忌论》亦曰："饮食失宜，药饵违法，皆能致伤。"如不分寒热虚实滥用苦寒攻下或滋腻补益药物，久之会引起体质发生变化。

【学习小结】

体质是先后天因素共同作用逐渐形成的。由于先天禀赋的不同，后天条件的多样性，自然与社会环境的差异，以及疾病、药物等因素的影响，个体体质具有不同于他人的特征，即体质具有个性差异。中医学的因人制宜、辨证论治强调的正是这种特异性，因而实施的治疗也更有针对性。同时，处于同一历史背景、同一地方区域，或饮食起居条件相同的人群，由于其遗传背景的同一性和外界条件的一致性，往往使特定人群的体质呈现类似的特征，这种体质的群类趋同性必然导致对某些疾病的易感。在相同的时空背景下，人类的体质、发病具有共性，这就使群体预防和群体治疗成为可能。

因此，研究影响体质形成的各种因素，探讨人群体质的共性与个性特征，为临床诊断和治疗寻求体质依据，是中医体质学的重要内容。现代遗传学也愈来愈重视基因表达与环境的关系，认为同一基因型的个体处在不同的环境条件下，可以产生不同的表现型。研究环境因素的变化和由此形成的人类体质变异，并在此基础上探索疾病的病因病机和证治既符合中医传统理论，也符合现代医学科学的发展趋势。改善环境因素是改善体质、防病治病的可行途径。

【思考题】

1. 影响体质形成的先天因素包括哪些？
2. 影响体质形成的后天因素包括哪些？
3. 如何理解体质既具有相对稳定性，又具有动态可变性？
4. 了解体质形成的先后天因素，对于指导临床实践有何意义？

扫一扫，看
本章课件

学习目的

1. 掌握 中医 9 种基本体质类型的分类方法。
2. 了解 西方、日韩体质分类与中医体质分类的区别和联系；少数民族体质分类的思想。

学习要点

1. 中医 9 种基本体质类型的分类方法。
2. 中外体质分类的比较。
3. 少数民族体质分类的研究。

分类的方法，是认识事物之间差异性的重要手段。划分体质的不同类型，有助于把握不同个体的体质差异性。中医体质学既重视人群中不同个体的体质差异性，也重视环境因素对体质的影响。因此，体质存在的形态结构、脏腑功能、阴阳气血及生存环境之间的差异性与特殊性，就成为中医学对人类体质进行分类的理论与方法学基础。

由于体质形成因素的多样性，个体在生理、病理方面的差异也是错综复杂的。现代学者从临床实践角度对现代人常见的体质类型进行分类，最具代表性的是王琦提出的 9 种中医体质分类法，即平和质、气虚质、阳虚质、阴虚质、痰湿质、湿热质、血瘀质、气郁质和特禀质，并从命名依据、分类依据等方面加以详细说明。

不同国家具有不同的文化背景，对于体质分类的研究，必然存在不同之处。对于个体差异的分类研究，中外学者均给予了高度重视。通过中西方和中韩、中日体质分类的比较，可以更加明确地认识到中医体质学的特色和优势，更好地为临床实践服务。同时，我国少数民族医学也非常重视个体之间的差异，包含了丰富的体质理论。

第一节　体质分类研究的意义

体质分类就是根据人群中的个体各自不同的表现，按照一定的标准，采用一定的方法，通过整理、分析、归纳而进行全面系统的分类，分成若干类型。因为不同的体质是产生疾病差异的内在基础，因而体质分类研究也是从深层次认识疾病的前提。

一、体质分类研究是个体化诊疗的前提

在生物－心理－社会医学模式的基础上，以疾病为中心的群体医学正向以人为中心的个体医

学转变，从研究人的"病"转向研究病的"人"正成为医学发展的新趋势。研究病的"人"就是要研究个体差异性，观察并分析不同个体的"同因异病""同病异证"和"同药异效"现象，在临床上采取个体化诊疗方案。

个体化诊疗的前提是认识人的个体差异性，而认识个体差异性的前提是体质的分类。个体的形态结构、生理功能、心理特征和适应能力既千差万别，又具有趋同性，这种群体趋同性正是中医体质分类研究的基础，据此可将人群区分为不同的体质类型。不同的体质类型者具有不同的发病倾向性，发病后呈现不同的证候转归，对药物具有不同的耐受性和敏感性。因此，研究不同体质类型的用药特点、饮食宜忌、养生保健，将充分体现中医重视个体化诊疗的思想。

二、体质分类研究是对生命现象的现代诠释

生命现象的最本质特征是新陈代谢，生殖和遗传、生长和发育、对环境的应激性也是重要特征。这些特征是生命现象的共性，但不同个体的新陈代谢水平、遗传基因、生长发育状况、对环境的应激能力也是千差万别的，呈现出生命现象的多样性。体质分类研究是对这些生命现象多样性的归类研究，是从结构、生理、心理、遗传、代谢等多角度综合研究生命的健康状态。在宏观水平上，按照中医阴阳气血津液偏胜偏衰等理论，对个体的形态结构、生理功能、心理特征、发病倾向、对环境的适应能力等方面进行分类研究，有助于揭示不同体质类型的差异；在微观水平上，HLA基因频率研究、外周血基因表达谱研究和单核苷酸多态性研究等遗传学研究方法有助于揭示不同体质类型的遗传信息的差异，代谢组学研究有助于揭示不同体质类型的代谢水平和代谢状况的差异，生理、生化、免疫等实验室指标的检测有助于揭示不同体质类型的生理功能的差异。因此，体质分类及基于体质分类的生理生化、遗传学、代谢组学等现代研究是对生命现象多样性的诠释，以体质分类作为关键科学问题之一的中医体质基础研究是中医学融入生命科学的切入点。

三、体质分类研究是东西方医学交流的对接点

东西方医学的研究对象都是人的健康与疾病，体质是健康与疾病的载体。东西方医学在很早就分别认识到了人具有个体差异性。《内经》和《希波克拉底文集》均有丰富的体质研究内容。《内经》体质论的核心要素是脏腑经络、精气血津液和阴阳五行，《希波克拉底文集》体质论的核心要素则是四体液与水火。《内经》的体质分类方法有五行分类法、阴阳分类法、体型分类法、勇怯分类法和形志苦乐分类法；而希波克拉底通过观察心理、行为方面的特征，将体质分为多血质、黏液质、胆汁质、抑郁质四种类型。这些有关体质类型的早期研究成果，体现了东西方医学的共通之处。随着现代生物学研究的发展，体质成为东西方在学术语言上可以进行沟通的话题。如对过敏体质的研究，由于东西方医学的差异，中医研究"过敏人"，即什么样的人是过敏体质；西医研究"过敏原"，即是什么物质引起的过敏反应。二者之间存在共性和差异，有助于沟通交流。

第二节　中医9种基本体质类型的划分

在古代体质分类方法的基础上，王琦带领课题组结合临床实践，应用文献研究、流行病学调查等方法，对体质类型进行划分，形成了9种基本体质分类方法，已纳入《国家基本公共卫生服务技术规范》，成为首个中医体检内容。

一、9 种基本体质类型的命名依据

体质命名应朝着规范化的方向发展。目前体质命名多有不一，如阴虚质又称"盗热质""燥红质"。根据专家论证比较一致的看法是，中医体质分类命名应与中医学基本名词保持一致，使之在理论内涵上相互贯通，便于临床应用。中医多从阴阳、气血津液的偏颇失衡认识人体生命活动，如阴虚、阳虚、血瘀、痰湿等。故 9 种基本体质类型的命名，亦应以阴阳、气血津液的偏颇失衡为依据，便于理解和应用。

二、9 种基本体质类型的分类依据

王琦继承了古代及现代体质分型方法的临床应用性原则，以及现代学者以阴阳、气血津液的盛衰、虚实变化为主的分类方法，在原来体质七分法的基础上，通过文献学研究方法，客观地对体质分类及特征进行表述，共检索了《内经》至民国期间重要的古代文献 108 种及现代文献 60 余种。其中古代文献按照命名、体质特征、发病倾向、形成因素 4 个方面对有关体质的内容进行全面检索，现代文献按照其记录的体质分类及特征表述的统计分析，对王琦等 11 位现代中医体质研究者有关体质分类及特征的表述进行了出现频率的统计。其中，古代文献共 109 个体质特征描述，现代文献共 408 个特征描述，以此作为体质分类及特征表述的参考。结合临床实践，保留了出现频率较多的体质类型，进一步提出了体质九分法，即平和质、气虚质、阳虚质、阴虚质、痰湿质、湿热质、血瘀质、气郁质和特禀质等 9 种基本类型。

（一）平和质

1. 古代文献依据

（1）命名依据　《内经》中称"阴阳和平之人""平人"。

（2）特征表述依据　《素问·调经论》曰："夫阴与阳皆有俞会……阴阳匀平，以充其形，九候若一，命曰平人。"《灵枢·天年》曰："五脏坚固，血脉和调，肌肉解利，皮肤致密，营卫之行，不失其常，呼吸微徐，气以度行，六腑化谷，津液布扬，各如其常，故能久长。"

（3）形成因素依据　《灵枢·通天》云："阴阳和平之人，其阴阳之气和，血脉调。"

2. 现代文献依据　平和质各体质特征出现频率 3 次以上者为：肥瘦匀称、健壮（5，此数字为出现频次，下同）；精力充沛（3）；面色红润（4）；面色润泽（4）；轻劲有力（4）；耐受寒热（4）；胃纳佳（5）；大小便正常，舌质淡红、润泽、白薄苔，脉象从容和缓，节律一致（3）。

（二）气虚质

1. 古代文献依据

（1）命名依据　古人多称"气弱""气衰""气虚之人"。《灵枢·寿夭刚柔》云："形有缓急，气有盛衰，骨有大小，肉有坚脆，皮有厚薄……形充而脉小以弱者气衰。"

（2）特征表述依据　明·张介宾《景岳全书·杂证谟》云："何以肥人多气虚，盖人之形体，骨为君，且肉以血成，总属阴类，故肥人多有气虚之证。"清·石寿棠《医原·女科论》曰："诊其人之病，须先辨其人之气质阴阳。金水之质，其人肥白，多属气虚。"

（3）发病倾向依据　《灵枢·论勇》称"薄皮弱肉"之瘦弱之人易于感触风邪。清·陈梦雷《古今图书集成·医部全录》注云："薄皮弱肉，则脏真气虚矣。"《灵枢·逆顺肥瘦》："……瘦人者，皮薄色少，肉廉廉然，薄唇轻言，其血清气滑，易脱于气，易损于血。"清·吴德汉

《医理辑要》中云："易风为病者，表气素虚""易劳伤者，中气必损"。

（4）形成因素依据　宋·万全《幼科发挥》云："子于父母一体而分。如受肺之气为皮毛，肺气不足，则皮脆薄怯寒，毛发不生；受心之气为血脉，心气不足，则血不华色，面无光彩；受脾之气为肉，脾气不足，则肌肉不生，手足如削；受肝之气为筋，肝气不足，则筋不束骨，机关不利；受肾之气为骨，肾气不足，则骨软。"论述了禀赋对气虚质的影响。

2. 现代文献依据　气虚质各体质特征出现频率 3 次以上者为：面色偏黄或㿠白（7）；目光少神（3）；气短懒言（5）；眩晕（3）；自汗出（4）；肢体容易疲乏（7）；内脏下垂（3）；寒热耐受力差，尤不耐寒（3）；心悸失眠（3）。

（三）阳虚质

1. 古代文献依据

（1）命名依据　清·叶桂《临证指南医案》云："形躯丰溢，脉来微小，乃阳气不足体质。"清·章楠《医门棒喝》云："此阴盛阳虚之质。"《金子久专辑》则明确提出："体胖丰腴，肌肤柔白，阳虚禀质显然。"

（2）特征表述依据　《素问·逆调论》云："阳气少，阴气多，故身寒如从水中出。"《素问·调经论》云："阳虚则外寒……阴盛则内寒。"《景岳全书》曰："禀有阴阳，则以阴脏喜温暖而宜姜桂之辛热。"

（3）发病倾向依据　《温热论》曰："如面色白者，须要顾其阳气，湿甚则阳微也。"《临证指南医案》云："大凡六气伤人，因人而化……阳虚者湿甚，邪伤气分为多。"《医理辑要》云："易寒为病者，阳气素虚。"宋·庞安时《伤寒总病论》曰："凡人禀气各有盛衰……假令有寒者，多病阳衰阴盛之疾，或病阴毒也。"清·章楠《医门棒喝》在探讨暑病源流时指出："人身阳气旺，邪随火化而阳暑病；人身阳气虚，邪随湿化而阴暑病。"

（4）形成因素依据　虚寒体质的形成有禀赋因素和饮食因素。明·张介宾在《景岳全书》中指出："禀赋素弱，多有阳衰阴盛者，此先天之阳气不足也""生冷内伤，以致脏腑多寒""素禀阳脏，每多恃强，好食生冷茶水，而变阳为阴"。

2. 现代文献依据　阳虚质各体质特征出现频率 3 次以上者为：形体白胖（4）；毛发易落（3）；面色㿠白（5）；口唇色淡（3）；手足发凉（5）；不耐寒凉（4）；喜热饮食（4）；大便溏薄，小便清（4）；舌淡胖嫩（4）；苔白润（3）；脉象沉迟而弱（3）。

（四）阴虚质

1. 古代文献依据

（1）命名依据　《医门棒喝》曰："此阳旺阴虚之质也，每病多火，须用滋阴清火。"

（2）特征表述依据　《素问·调经论》云："阴虚则内热。"元·朱震亨《格致余论》曰："瘦人火多。"《临证指南医案》云："瘦人阴不足。"《金子久专辑》云："形瘦尖长，皮色憔悴，阴虚木火无疑。"

（3）发病倾向依据　《伤寒总病论》曰："凡人禀气各有盛衰……素有热者，多变阳盛阴虚之疾，或变阳毒也。"《医理辑要》云："易热为病者，阴气素衰。"《临证指南医案》云："大凡六气伤人，因人而化。阴虚者火旺，邪归营分为多。"

（4）形成因素依据　《丹溪医论选》曰："人之生也，体质各有所偏……偏于阴虚，脏腑燥热，易感温病。"

2. 现代文献依据　阴虚质各体质特征出现频率 3 次以上者为：体形瘦长（5）；视物花（3）；手足心热（4）；失眠心烦，五心烦热（3）；耳鸣、聋（3）；喜冷饮而不解渴（3）；大便干燥（5）；质红少苔（5）；脉象细弦或数（3）。

（五）痰湿质

1. 古代文献依据

（1）命名依据　《内经》中有"肥人""肥贵人""脂人"之说，即指体内痰湿较盛之质。

（2）特征表述依据　《格致余论》曰："肥人多痰""肥人湿多"。《丹溪治法心要》云："肥白人多痰湿。"《张聿青医案》云："第体丰者多湿多痰。"

（3）发病倾向依据　《素问·奇病论》曰："肥者令人内热，甘者令人中满，故其气上溢，转为消渴。"《素问·通评虚实论》高世栻注解："消瘅、仆击、偏枯、痿厥……肥贵人则高粱之疾也。"

（4）形成因素依据　《素问·奇病论》曰："此肥美之所发也，此人必数食甘美而多肥也。"

2. 现代文献依据　痰湿质各体质特征出现频率 3 次以上者为：体型肥胖（8）；肢体不爽（3）；身重（7）；脘腹胀满（3）；胸闷，胸脘痞闷（3）；痰多（3）；带多，带下淋沥而难愈（3）；口黏腻或甜（5）；口干不欲饮（4）；恣肥甘（3）；纳呆食少（4）；大便正常或不实（4）；小便微浑（3）。

（六）湿热质

1. 古代文献依据

（1）命名依据　清·周学海《读医随笔》谓："素禀湿热。"《伤寒论》有"酒客"。

（2）特征表述依据　清·石寿棠《医原》曰："若其人苍赤而瘦，肌肉坚实，素有湿热，肝热伐木火之质其体属阳。"

（3）发病倾向依据　《素问·生气通天论》曰："高粱之变，足生大丁。"即常食膏粱厚味，以至湿热内蕴，从而易患疔疮之病。《素问·六元正纪大论》曰："四之气，溽暑湿热相薄……民病黄疸而为胕肿。"清·周学海《读医随笔》云："夫病痉者，其人必平日湿重而气滞，或血燥而气涩也。"

（4）形成因素依据　清·叶桂《温热论》曰："有酒客里湿素盛，外邪入里，与之相抟，在阳旺之躯，胃湿恒多，在阴盛之体，脾湿亦不少，然其化热则一。"又曰："吾吴湿邪害人最多。"

2. 现代文献依据　湿热质各体质特征出现频率 3 次以上者为：体肥（3）；不耐热（3）；性格多急躁易怒（3）；小便短赤（3）；脉多见滑数（3）。

（七）血瘀质

1. 古代文献依据

（1）命名依据　《内经》中称素有"恶血在内"。《伤寒论》称"本有久瘀血"。《读医随笔》曰："盖尊荣肥盛，是素本气虚血滞之质。"

（2）特征表述依据　《灵枢·逆顺肥瘦》云："广肩，腋项肉薄，厚皮而黑色，唇临临然，其血黑以浊，其气涩以迟。"《灵枢·通天》曰："太阴之人，多阴而无阳，其阴血浊，其卫气涩。"皆指出该型之人有气血凝滞、瘀浊不畅的特点。《伤寒论》第 237 条云："所以然者，本有久瘀血，故令喜忘。"《景岳全书》云："禀有阴阳，则或以阴脏喜温暖……有血实不宜涩，有血虚不宜泄……此固人人之有不同也。"

（3）发病倾向依据　刘完素曰："盖人之肥瘦，由血气虚实使然也……故血实气虚则肥……或言肥人多中风由气虚，非也。所谓腠理致密而多郁滞，气血难以通利，若阳热又甚而郁结，故卒中也。"《古今医鉴》云："心痹痛者……素有顽疾瘀血。"言血瘀质为中风、胸痹的发病基础。血瘀质多病出血，常逢季节而发。清·唐容川《血证论》云："乃人身气血先有偏盛，故感天气之偏盛而病遂作焉。"又云："凡物有根者，逢时必发，失血何根，瘀血即其根也。"

（4）形成因素依据　①跌仆损伤。《灵枢·贼风》云："若有所堕坠，恶血在内而不去。"《医述》引罗赤诚语："亦有跌仆闪挫，当时不觉，至于气衰之际，不时举发。"日·浅田惟常《先哲医话》亦曰："打仆伤损，瘀血不去，历年后卒然气急……或妄语或健忘者，是即瘀血作风状者。"《温热经纬·叶香岩外感温热篇》："其人素有瘀伤宿血。"《温热逢源·伏温兼夹气郁痰饮食积瘀血以及胎产经带诸宿病》云："平时有瘀血在络。"②七情内伤。明·张洁《仁术便览》曰："死血作痛，瘦人多怒者常患此。"③久病入络。《素问·痹论》曰："病久入深，荣卫之行涩，经络时疏，故不通。"叶桂明确提出"久病入络"，《临证指南医案》谓："经几年宿病，病必在络……因久延，体质气馁……气阻血瘀。"尚有论其经年累月之痹病、疟母、胃痛、胁痛皆为"久恙必入络"。④年老致瘀。《灵枢·天年》曰："六十岁……血气懈惰。"徐大椿谓："盖老年气血不甚流利。"

2. 现代文献依据　血瘀质各体质特征出现频率3次以上者为：肤色偏暗，平素皮肤晦滞（5）；肢体可见青紫，瘀点瘀斑，出血斑点，爪甲青紫或见红点、斑痕（3）；或肌肤甲错（4）；口唇暗淡或紫，口唇色暗，口唇紫暗、青紫（8）；眼眶暗黑、紫黑（5）；有点状或片状瘀点（4）；舌暗、紫暗（6）；脉涩或细涩（5），或结代（4）。

（八）气郁质

1. 古代文献依据

（1）命名依据　《内经》称"易伤以忧"。

（2）特征表述依据　明·虞抟《医学正传》谓："或因怒气伤肝，或因惊气入胆，母能令子虚，因而心血为之不足，又或遇事繁冗，思想无穷，则心君亦为之不宁，故神明不安而怔忡惊悸之证作矣。"明·龚廷贤《寿世保元》云："此由思虑过度，伤于心则血耗散，神不守舍……则卒然而忘也。"

（3）发病倾向依据　宋·陈言《三因极一病证方论》云："喜怒忧思悲恐惊忤郁不行，遂聚涎饮。"清·吴谦《医宗金鉴》谓："七情过节，七气病生，郁结生痰。"其在论述百合病时指出，"平素多思不断，情志不遂"。

（4）形成因素依据　体型与脏腑的大小坚脆等禀赋不同，影响气郁体质形成。如《灵枢·本脏》云："赤色小理者心小""心小则安，邪弗能伤，易伤以忧""五脏皆小者，少病，苦燋心，大愁忧"。《灵枢·寿夭刚柔》云："忧恐忿怒伤气。气伤脏，乃病脏。"《素问·举痛论》曰："惊则心无所倚，神无所归，虑无所定。"明·张介宾《景岳全书》云："此多以衣食之累，利害之牵，及悲忧惊恐而致郁者总皆受郁之类。神志不振……凡此之辈。"清·张璐《张氏医通》云："郁症多缘于志虑不伸，而气受病""思想无穷，所愿不得，皆能致病"，说明气郁禀赋体质易因情志致病。

2. 现代文献依据　气郁质各体质特征出现频率3次以上者为：走窜疼痛（3）；呃逆（3）。

（九）特禀质

1. 古代文献依据

（1）命名依据 古代文献称"禀赋""禀性""资禀""质禀""胎禀"，即个人生长发育状况禀受于父母。《灵枢·天年》曰："人之始生，以母为基，以父为楯……"宋·刘昉《幼幼新书》引《圣济经》指出："禀赋也，体有刚柔，脉有强弱，气有多寡，血有盛衰，皆一定而不易也。"《景岳全书》云："以人之禀赋言，则先天强厚者多寿，先天薄弱者多夭。"又云："凡小儿之病，本不易察，但其为病之源，多有所因……虽父母之气俱有所禀，但母气之应在近，父气之应在远。或以一强一弱而偏得一人之气者，是皆不可不察。"其父母体质遗传方面可影响下一代。如《褚氏遗书》中说："凡子形肖父母者，以其精血尝于父母之身无所不历也。"《幼科发挥》提出"肥瘦长短，大小妍媸，皆肖父母"，并提出"胎疾"一词。

（2）特征表述依据 如过敏体质，《诸病源候论》漆疮候曰："漆有毒，人有禀性畏漆。但见漆，便中其毒。"（小儿）漆疮候曰："人无问男女大小，有禀不耐漆者，见漆及新漆器，便著漆毒。"

（3）发病倾向依据 特禀质由于禀赋不耐，易患瘾疹、鼻鼽等疾病。如《医宗金鉴》中称瘾疹"俗名鬼饭疙瘩，由汗出受风，或露卧乘凉，风邪多中表虚之人。初起皮肤作痒，次发扁疙瘩，形如豆瓣，堆累成片"，较为明确地阐明禀赋不耐是本病较为重要的病因。

（4）形成因素依据 《素问·奇病论》曰："人生而有病癫疾者，病名曰何……岐伯曰：病名为胎病。此得之在母腹中时，其母有所大惊，气上而不下，精气并居，故令子发为癫疾也。"《诸病源候论·小儿杂病诸候》云："小儿在胎时，其母将养取冷过度，冷气入胞，伤儿肠胃。故儿生之后，冷气犹在肠胃之间。"《幼科发挥》云："有因父母禀受所生者，胎弱胎毒是也。胎弱者，禀受于气不足。"

2. 现代文献依据 现代中医体质研究文献中无特征表述。

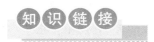

九种体质中为何没有血虚质？

血属阴，气血同源，血虚所表现出来的乏力、唇甲色淡、口干、烦躁等症状，多归属于气虚质、阴虚质。血虚往往继发于疾病、外伤等导致的失血、伤血，与中医体质概念中讲的"相对稳定的固有特质"不符。在王琦带领课题组进行的两次全国大样本流行病学调查中，未发现血虚质。因此，九种体质中不包含血虚质。

三、9 种基本体质类型的流行病学依据

流行病学是研究特定人群中与健康有关的状态或事件的分布及决定分布的因素，并应用于解决健康问题的一门科学。其中横断面研究是在某一特定时间对某一特定范围内的人群，以个人为单位收集和描述人群的特征及疾病或健康状况。由于所收集的资料是调查当时所得到的现况资料，故又称现况调查。这是中医体质研究中最常用的一种方法。开展全国大样本的中医体质流行病学调查，描述一般人群的中医体质类型分布规律，分析不同社会人口学人群的体质类型的特征，从而为中医体质分类理论在疾病防治、养生保健、健康管理等方面的应用提供流行病学调查数据的支持。

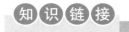

9 种体质的两次全国大样本流行病学调查

9 种体质的流调始于 1989 年，首先对痰湿质、气虚质进行了小样本的流调，建立量化诊断标准。2003 年起开始进行 9 种体质量表的编制、预调查、信效度分析、模糊识别分析，形成分类判定标准。又分别于 2005—2007 年、2015—2017 年开展了两次全国大样本流行病学调查，总样本量达 129963 例。两次流调证实了中国一般人群中 9 种基本体质类型的客观存在，明确了其分布规律及变化趋势。

1. 第一次全国流调 本次流调的目的在于描述中国一般人群的中医体质类型分布规律，分析不同社会人口学人群的体质类型特征。利用 2005 年 12 月至 2007 年 1 月我国江苏、安徽、甘肃、青海、福建、北京、吉林、江西、河南 9 省市一般人群的中医体质横断面现场调查的 21948 例大样本数据，随机抽取性别、年龄结构与 2005 年全国 1% 人口抽样调查样本数据基本一致的 8448 例，组成代表中国一般人群的样本。采用标准化的中医体质量表测评各体质类型的得分；应用判别分析法判定个体体质类型，分析一般人群体质类型的分布规律；以社会人口学变量分组，比较各亚组体质构成比的差异。结果显示：中国一般人群中，平和质占 32.14%，8 种偏颇体质占 67.86%；8 种偏颇体质中居于前 3 位的体质类型是气虚质、湿热质、阳虚质，分别占 13.42%、9.08% 和 9.04%。不同地域、性别、年龄、婚姻状况、职业、文化程度的体质类型构成比不同，差异具有显著意义（$P < 0.001$）。

2. 第二次全国流调 本次流调使用《中医体质量表（成人版)》和《中医体质量表（老年版)》，通过"互联网云＋终端设备"方式采集 108015 例人群的体质数据，从整体人群、性别、年龄、地域等维度，对中国成年和老年人群的体质分布特征进行分析，对样本的代表性和各体质类型构成情况进行分析。结果显示：在整体人群中，平和质占 28.98%；8 种偏颇体质占 71.02%，位于前 3 位的为阳虚质、气虚质、湿热质，分别占 16.41%、13.18% 和 10.23%。15～64 岁人群中，平和质占 28.80%；8 种偏颇体质占 71.20%，位于前 3 位的为阳虚质、气虚质、湿热质，分别占 16.75%、13.57% 和 11.30%。65 岁及以上老年人群中，平和质占 30.25%；8 种偏颇体质占 69.75%，位于前 3 位的为阴虚质、阳虚质、痰湿质，分别占 14.04%、13.97% 和 10.70%；气虚质的占比也比较高，达到 10.39%。各类人群中不同性别、年龄、地域的体质类型构成比差异具有统计学意义。以上结果表明：各年龄组人群的平和质构成比均不到 1/3，平和质构成比较 10 年前降低；偏颇体质构成比上升，整体人群偏颇体质前 3 位体质为阳虚质、气虚质、湿热质，较 10 年前排序发生变化。这在一定程度上反映了人群体质随着时代发展而变化的趋势。

第三节 中外体质分类的比较

西医、日本汉方医学、韩国四象医学等学者同样重视人类群体中个体差异，研究人体的差异规律，他们从不同角度，试图运用某些方法，依据某些指标，对个体的差异性做出分类，以把握群体的差异规律。

一、中西方体质分类的比较

（一）西方学者对个体差异性的分类方法与划分类型

西方学者多从生命活动的某一方面、某一角度去认识和把握个体间差异性和差异规律。归纳来看，至今有 30 多种不同的学说，具有代表性的有以下几种：

1. 四体液说　古希腊著名医生希波克拉底在恩培多克勒"四根说"的基础上，提出了"四体液说"。他认为人体内的体液有 4 种，即血液、黏液、黄胆汁、黑胆汁；根据 4 种体液在人体内的混合比例，血液占优势的人属多血质，黏液占优势的人属黏液质，黄胆汁优势的人属胆汁质，黑胆汁占优势的人属抑郁质。

2. 体型说　体型说中比较有影响的是法国学者 Siguad、德国学者 E. Kretschmer 及美国学者 W. H. Sheldon 的分类观点。Siguad 把体型分为脑型、呼吸型、消化型、肌型。Kretschmer 的气质体型说把体型分为瘦长型、强壮型、矮胖型。美国学者 Sheldon 的胚胎说把体型分为内胚型、中胚型和外胚型。

3. 血型说　根据 ABO 血型研究体质类型以日本学者居多。古川竹二根据血型把人区别为 A、B、AB、O 四种气质类型。A 型血的人多温和、焦虑、怕羞、依赖性强、自由散漫、感情易冲动；B 型血的人敏感、思路广、刚愎自用、拓展力强、怕受拘束；O 型血的人意志坚强、好胜霸道、坦诚、善良、踏实苦干；AB 型比 B 型、O 型更自行其是。

4. 内分泌说　内分泌腺的功能与机体的新陈代谢密切相关，并影响着人的行为。美国心理学家 L. Berman 等人提出，人的气质是由某种内分泌腺的活动所决定的。根据人的某种内分泌腺发达程度而把人划分为甲状腺型、脑下垂体型、肾上腺型、副甲状腺型、胸腺型及性腺过分活动型。例如甲状腺型，其体态为身体健康、头发茂密、双眼明辉，其气质特征是知觉灵敏、意志坚强、不易疲劳；脑下垂体型，其体态为发育较好、体格纤细，其气质特征是性格柔和、自制力强等。

5. 神经反应与意志说　实验心理学的创始人和近代心理学的奠基者、德国心理学家冯德（Wilhelm Wundt）根据人的神经系统对外界反应的快慢和意志力的强弱来解释胆汁质、抑郁质、多血质、黏液质 4 种气质的不同。他认为，多血质的人情绪反应弱但迅速，黏液质的人情绪反应弱而缓慢，胆汁质的人情绪反应强而迅速，抑郁质的人情绪反应强但缓慢。

6. 高级神经类型说　俄国生理学家和心理学家巴甫洛夫（Ivan Petrovich Pavlov）根据动物实验研究结果提出了著名的高级神经活动类型学说。他根据大脑皮质的基本神经过程有强度、均衡性和灵活性 3 种基本特性，把个体的神经活动分为不同的神经活动类型。人的神经活动类型可分为 4 种：①强、不平衡型（兴奋型）；②强、平衡、不灵活型（安静型）；③强、平衡、灵活型（活泼型）；④弱型（抑制型）。

总之，以上各种对个体差异性的分型学说，多是属于现代心理学的内容，其中只有 E. Kretschmer 的气质体型说与 W. H. Sheldon 的胚胎说考虑了个体的形态特征和生理功能方面的差异，与医学的关系更为密切。

（二）西方医学与中医学体质分类的比较

中西医对个体差异现象的认识思路和方法各异。西方学者多是从个体的行为表现、心理活动特征进行体质分类，其中只有体型说，兼及了个体的形态特征和生理功能方面的差异。因此，西方学者对人类个体差异性的研究，多属于心理学的范畴，尚未与疾病诊疗建立直接的联系；中医学从形态结构、生理功能、心理特征、适应能力等方面进行体质分类，可针对体质有效地指导医疗和养生康复实践。

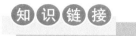 知 识 链 接

西方气质心理与中医体质心理特征的比较（表4-1）

1. 希波克拉底的"四体液"分类法与《内经》体质阴阳含量分类法　从希波克拉底的"四体液"分类来看，多血质表现为性情活跃、动作灵敏，胆汁质表现为性情急躁、动作迅猛，抑郁质表现为性情脆弱、动作迟钝，黏液质表现为性情沉静、动作迟缓等。从《内经》所划分的各类型的心理特征来看，太阳之人的心理特征类似于胆汁质，少阳之人的心理特征类似于多血质，太阴之人的心理特征类似于抑郁质，少阴之人的心理特征类似于黏液质，阴阳平和之人的心理特征介于黏液质与多血质之间。

从分类思想来看，二者确有相似之处，即二者均是根据人体内部某种物质成分的多少、比例的不同对个体差异性作出分类。

2. 巴甫洛夫的神经类型说与《内经》体质阴阳含量分类　从巴甫洛夫关于神经类型的分类来看，强、不平衡型（兴奋型），其特点是兴奋、抑制过程都强，但兴奋过程略强于抑制过程，是易兴奋、奔放不羁的类型；强、平衡、灵活型（活泼型），其特点是兴奋与抑制过程都比较强，并容易转化，反应敏捷，表现活泼，能适应外界环境的变化；强、平衡、不灵活型（安静型），其特点是兴奋与抑制过程都较强，但两者转化较困难，是一种安静、沉着、反应较为迟缓的类型；弱型（抑制型），其特点是兴奋与抑制过程都弱，过强的刺激容易引起疲劳，甚至引起神经衰弱、神经症，并以胆小畏缩、反应速度缓慢为特征。阴阳含量分类法的特点，是以阴阳平和型居中，随着"阳"量的递增，依次为少阳型、太阳型，随着"阴"量的递增依次为少阴型、太阴型。《内经》阴阳含量分类法划分的体质类型，其在心理、行为性格方面的表现特征与巴甫洛夫所划分的神经类型的表现特征相似，即太阳型相当于兴奋型，太阴型相当于抑制型，少阴、阴阳平和、少阳3型相当于安静型。

表4-1　希波克拉底体液说、巴甫洛夫神经类型学说、中医阴阳含量说比较表

学说	分类	表现
希波克拉底体液说	胆汁质	性情急躁，动作迅猛
	多血质	性情活跃，动作灵敏
	黏液质	性情沉稳，动作迟缓
	抑郁质	性情脆弱，动作迟钝
巴甫洛夫神经类型学说	强、不平衡型（兴奋型）	热情积极，精力充沛，任性暴躁，好发脾气
	强、平衡、灵活型（活泼型）	活泼亲切，行为敏捷，轻浮散漫，感情轻浮
	强、平衡、不灵活型（安静型）	沉着冷静，有节制，缺乏信心，对生活不关心
	弱型（抑制型）	感情深刻，稳定，孤僻，多余的羞怯
中医阴阳含量说	太阳之人	自足，傲慢，说大话，有志愿，四处张扬，主观
	少阳之人	善于外交，不愿做内部的事，自尊心很强，轻浮
	阴阳平和之人	和蔼谦虚，矜而不傲，心胸坦荡，不计较个人得失
	少阴之人	行为鬼祟，内心阴险
	太阴之人	内心世界深藏不露，坐看别人失败，决定自己行动，意念卑恭不扬

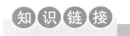

西方体型说与中医体质形态结构特征的比较

西方学者体型说划分的类型与《内经》中的体质形态结构特征分类、五行归属分类及其他分类中的部分类型具有相似性。从中医体质五行分类来看，火形人的特征为"广䏖""好肩背""背肉满"等，与 Kretschmer 的矮胖型具有类似性；水形人的特征为"面不平""廉颐""小背""背延延然""下尻长"（肌肉不发达，面瘦不润，背长腰长，躯体细瘦），这又类似 Kretschmer 划分的"瘦长型"的特征。另外，Siguad 和 Shelden 提出的类型划分及Stockard 对现在常用的体质分型的归纳，也与中医五行分类中的某些类型具有相似性。并且在 Shelden 的分类内容中又重视各型的生理功能特征，更类似于中医体质所提出的综合人体形态结构、生理功能、心理特征等来划分体质类型的思路。

二、中日体质分类的比较

（一）日本汉方医学的体质分类

在日本汉方医学界一贯堂医学体质分型是最具代表性的。一贯堂医学是由森道伯（1867—1931 年）在大正末年创立的日本独自的体质医学体系，将现代人的体质大致分为瘀血质、脏毒质、解毒质 3 类，并确立了治疗标准，对其治疗提出了 5 个处方。第一类瘀血证体质者，因主导治疗瘀血质的处方是通导散，故又称通导散证，临床表现为肥胖者多，面色红，指甲暗红或因贫血指甲呈黄白色，脉细实，腹诊时可以从心下触及两条相当于腹直肌的痉挛性肌束或腹部膨满；第二类脏毒证体质者，因主治脏毒证体质者的处方是防风通圣散，故又称防风通圣散证，并有防己黄芪汤证亚型，临床表现为皮肤黄白，体格健壮，脂肪或者肌肉较多，脉弦、洪、实，全腹肌肉硬满或濡满；第三类解毒证体质者，应用的处方是柴胡清肝散、荆芥连翘汤、龙胆泻肝汤。临床表现为面色浅黑，从苍白色至青黑色，但均较晦暗，骨骼为瘦型或肌肉型。另外，一贯堂医学注意到了体质类型的兼夹问题，三大证可以单独出现，也可以兼备，如脏毒证体质与瘀血证体质共存，脏毒证体质与解毒证体质共存的情况。

（二）日本汉方医学与中医学体质分类的比较

汉方医学与中医学同出一源，均非常重视对个体体质差异性的研究，但由于受地理文化、社会环境、民族习惯等因素的影响，使体质分类研究在中、日两国医学界形成了一定的差别。

1. 体质分类的理论渊源　中医体质分类理论源于《内经》，后经历代医家的发展日趋丰富。日本汉方医学的理论渊源大致有二：一是源于《伤寒论》中的方证理论；二是源于中国金元时期的李、朱医学理论，即根据"气血水"病因学说的基本思想而建立和发展起来的一贯堂医学体质理论。日本汉方医学与中医体质分类二者是"同源异流"的。

2. 体质分类的特征　在对体质分类特征的认识上，中医体质分类涉及脂肪蓄积与分布、肌肉发育、背脊形态、胸廓与腹部形态、头形、面形、五官形态、四肢比例、心理性格、行为特征及与内在脏腑功能的关系，以及对环境适应能力的强弱、对外界因素刺激的反应方式等各方面。日本汉方医学界对体质特征的认识，对体型、面型、肤色、骨骼肌肉的发育、脂肪分布及营养状况等方面均有涉及，且重视腹诊等。二者在对体质特征认识上的差异在于：中医体质分类将病理特性寓于生理特性之中，如土形人之"土"性，木形人之"木"性，均有其生理病理的内在联系；日本则偏重于病理特征，多限于对某些病证的易感性方面的特征，或直接将体质特征等同于"证"的特征。

3. 体质分类的方法　中医体质分类方法和划分内容全面、系统而具体，密切联系临床实际，具有鲜明的中医学特色。古代有根据阴阳含量的多少分类，根据体型分类，根据五行分类等方法。现代体质类型的划分内容包括个体的形、神、色、态、舌苔、脉象、心理性格、饮食习惯、二便状况等，既论及每类体质的生理特征，也论及其发病倾向和治疗用药特点等。日本汉方医学界侧重对体质病理类型的研究，将体质等同于证，总体来看是一种"方证体质理论"。

4. 体质分类的类型　中日双方对体质划分的类型不一，但双方对体质类型的划分，基本上都是以临床应用为出发点，并且分类的依据具有相似性。但二者也有区别，日方体质分类多偏实性，如一贯堂医学的分类是表现为邪盛的实证分类，但对虚性体质类型也有论述；而中医体质分类是虚实兼论。

5. 体质分类的临床应用　中日双方都认为体质与疾病的发生具有内在联系，某一类型的体质对某些疾病的发生具有易感性；在体质与治疗上，亦强调了体质对疾病治疗的指导作用，不同的体质其处方用药即不同。但不同的是，汉方是方体对应；而中医不拘泥某体即某方的方体对应，临床应用范围比较广，在用药上强调活法活用，用药处方视体质而异、视病情而异。

总之，中日双方在体质分类的理论背景、方法上不同，最明显的差别是在体质临床应用上的侧重点不同，日本汉方医学强调了体质与发病、治疗及方药的关系；而中医不仅重视体质的差异与辨病、辨证及治疗处方用药的关系，还强调了年龄、性别、地域环境、生活习惯及生活条件等因素对体质与疾病的影响。

三、中韩体质分类的比较

（一）韩国四象医学的体质分类

四象医学是朝鲜名医李济马（1837—1900）在《灵枢·通天》"五态人"的基础上发展而成的。李济马认为人的体质应该是或阴或阳，不偏不倾的中和之人是不存在的，因此形成太阳人、少阳人、太阴人、少阴人4种类型，把每种体质类型的结构形态、五官特征、情志性格、饮食嗜好等同脏腑的大小及其相关生理功能、病理特征联系起来，同时与药味的四气阴阳性能相对应，将日常摄取的饮食区分属性与体质阴阳结合，由此形成了融预防治疗、保健长寿为一体的四象体质医学体系。中、韩对体质理论的研究各有侧重，二者是"同源异流"的。

（二）韩国四象医学与中医学体质分类的比较

1. 体质理论的内涵　中医体质学在理论体系上，拓宽以阴阳、五行、藏象、经络、气血津液为主要内容的基础理论框架，深入阐明中医体质学"形神合一""治未病""治病求本""同病异治""异病同治"等思想；韩医学以"天、人、性、命"整体观为理论指导，以"四维之四象"结构为主要理论框架，以辨象论治为主要特征。四象医学具有两大基本原理，即阴阳的对立统一原理和太少阴阳的四元构造原理，用来解释人体的生理、病理及心性。

2. 体质的形成与分类方法　中医学认为，体质是在先天遗传和后天获得的基础上所形成的，并强调了饮食因素、生活条件、地理环境因素、社会、精神因素和疾病因素在体质形成、发展过程中的影响，即体质的不同，不仅决定于遗传因素，而且也受后天环境因素的深刻影响。而韩医学更重视先天因素对体质形成的影响。《东医寿世保元·四端论》中指出："人禀脏理有四不同：肺大而肝小者，名曰太阳人；肝大而肺小者，名曰太阴人；脾大而肾小者，名曰少阳人；肾大而脾小者，名曰少阴人。"其中的"大""小"指形状大小和气之强弱两方面。由此可以看出，四象体质多由先天因素决定。

从分类方法上来看，中医的指导思想是整体观，分类的理论基础是阴阳五行学说和藏象学说，分类的依据是人体生命活动的物质基础——阴阳气血津液的盛、衰、虚、实变化在不同个体的表现特征。韩医四象医学依据脏腑阴阳的盛衰变化，将人的类型分为太阳人、少阳人、太阴人、少阴人，是以《灵枢》的分型为雏形而创立的，同时四象医学根据各类型人的性情分类，再以其性情决定人体阴阳升降的生理与病理，并在阴阳升降的缓速调节中治疗病证，这些"四象医学"的核心内容，也是与中医体质学有所区别的部分。从中医和韩医对现代体质类型的研究来看，尽管双方各自对体质划分的类型不同，但基本上都是以临床应用为出发点的。

3. 体质分类的临床应用　中韩双方对体质的研究，都是以临床应用为目的，共同之处在于：都强调了体质对疾病治疗的指导作用，不同的体质其处方用药是不同的；注重根据体质差异进行养生保健。但由于双方医学研究实际存在的差异，在体质的临床应用方面亦有所不同。不同点在于：在体质与治疗的关系上，韩医是按象用药，不可混用，而中医则既强调体质理论的指导作用，但不拘泥某体即某方的方体对应，临床应用范围比较宽广，在用药上强调活法活用，用药定方视体质而异、视病情而异。

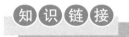

韩国四象医学与中医学体质分类比较研究

有学者采用横断面调查法，对937例18～60岁的韩国人群运用《韩文版中医体质量表》《四象体质量表QSCCⅡ》、基本情况调查表进行体质调查。统计分析韩国人群中医体质与四象体质的分布规律，采用对应分析方法，进一步探索中医体质类型与四象体质类型之间的对应关系。结果显示：韩国人群中医体质类型分布特征为平和质占17.4%；8种偏颇体质占82.6%，其中前3位偏颇体质类型为阳虚质、阴虚质、气郁质，分别占23.7%、13.3%、9.2%。此结果与2005年中国一般人群中医体质分布的常模相比较，具有一定的差异性。如中国常模中的平和质比例达32.1%，而韩国人群的平和质比例为17.4%，中国常模中以气虚质最为多见（占13.4%），其次为湿热质、阳虚质，而韩国人群以阳虚质最为多见（占23.7%），其次为阴虚质、气郁质。中医体质类型与四象体质类型之间存在属性关联且有显著的统计学意义（P<0.001），如平和质与少阳人联系较为密切，阳虚质与少阴人联系较为密切，阴虚质、湿热质与少阳人联系较为密切，痰湿质、特禀质、血瘀质与太阴人联系较为密切。这一研究对于探讨中韩两国体质相关性具有积极的意义。

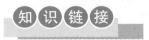

印度韦达养生学的体质分类研究

印度韦达养生学（Ayurveda，又被译为阿育吠陀）是世界上最古老的传统医学之一。韦达医学认为人的体内有Vata、Pitta和Kapha三种基本元素，Vata就像脉冲一般调动着人体的神经系统，它影响着人的风性体液、胃肠胀气、痛风、风湿病等；Pitta是胆汁性的体液，由胃肠分泌，流通于肝脏，渗透于脾、心、眼和肌肤，它的主要功能在于产生能量，它分泌的胆汁直接参与消化并且增强新陈代谢的功能；Kapha 是人的体液，它与黏液、润滑、营养素的载体息息相关。当 Vata、Pitta 和 Kapha 三者平衡时，人体才能保持健康；反之，失衡就会导致体质的异常。并由此将人的体质类型分为 Vata 体质、Pitta 体质和 Kapha 体质。

第四节　少数民族医学的体质分类

我国是一个多民族的国家，各少数民族生活在不同的自然地理环境和社会发展条件下，有着不同的文化、经济、生活习惯、民族习俗等。有许多民族在历史发展过程中、在长期医疗实践的基础上先后形成了各具特色的民族医学。部分少数民族医学重视个体之间的差异，包含了丰富的体质理论。以下即对藏医学、维医学、蒙医学、傣医学、壮医学中的体质理论进行简要的归纳阐述。

一、藏医学体质分类

从《四部医典》内容来看，藏医学对人体体质有着比较全面的认识，并形成了具有本民族医学特点的体质理论，主要包括：

（一）体质构成要素

藏医学认为人体内存在着三大因素："隆""赤巴""培根"。三大因素又支配着七大物质基础（饮食精微、血、肉、脂肪、骨、骨髓、精）及三种排泄物（即"三秽"：汗液、尿液和粪便）。七大物质基础又被称为"人身体质七要素"，体质的异常即由于这七大物质的亏乏损耗所导致。

（二）体质分型

隆、赤巴、培根既用来解释人体各种生理功能，又用来划分不同的体质类型。藏医学认为：人体体质各不相同，不同类型的体质各自具有不同的特征，这种差异不仅表现在形态类型上，还表现在生理功能和心理性格特征等方面。根据身材、肤色、性格等特点，将体质划分为七种基本类型，即单一隆型、单一赤巴型、单一培根型、隆和赤巴混合型、培根和隆混合型、培根和赤巴混合型及隆、赤巴、培根三者汇集型。

（三）临床辨质

以"隆"为主要成分的人，驼背，干瘦，容貌青灰色，话多，不耐寒冷，行走时关节作响，财运不佳，寿短，睡眠不实，体格矮小，喜争吵，善射箭等运动，嗜食甜、酸、苦、辣等食物，具有老鹰、狐狸等的性格。

以"赤巴"为主要成分的人，易渴不耐饥，头发和身体肤色发黄，极聪明而傲慢，汗多，身臭，寿长，体高，财运中等，嗜食甜、苦、涩及凉性食物，具有老虎、猴子等的性格。

以"培根"为主要成分的人，体温低，骨骼关节不显露，肌肉丰满，身体肤色发白，体型端直，耐饥渴，抗烦恼，能抵制痛苦及旱热，肥胖，长寿，多财，嗜睡，外柔内刚，性情善良，嗜食辣、酸涩、粗糙食物，具有狮子的性格。

在藏医学看来，不同类型体质分别导致其发病类型的不同及诊断、治疗用药的不同。在体质与发病的关系方面，体质不同，对致病因素有不同的易感性。在病性上，隆型体质患病或寒或热，病性不定；赤巴型体质患病偏热；培根型体质患病多偏寒。在体质与治疗方面，藏医学讲究用药的性味依体质而定。

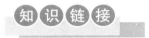

中医学与藏医学体质理论比较

中医学与藏医学的理论基础分别是我国古代中原和青藏高原地区先民各自创造的传统医学及朴素的唯物主义哲学思想。两者对体质分类的异同，正是由两者各自的医学及文化背景所决定的。

1. 两者的共性　一是体质分类的目的相同。两者均以体质分类解释个体在生理和病理方面存在的差异，指导个体的养生保健和疾病预防，以及临床实践中对疾病的诊断、治疗、判定疗效和转归等。二是体质分类的理论基础有相同之处。两者均认为体质的基础是构成人体的基本物质，以这些基本物质在体内相对稳定的分布状态为依据进行分类。中医体质中，除参考西医学理论提出的特禀质外，其余8种体质类型以人体内气、血、阴、阳、津液的盛衰虚实变化为依据。而藏医学的各体质类型，均是以人体内隆、赤巴、培根3种基本成分多少为依据进行的分类。此外，对于构成人体的基本物质，藏医学的"隆""赤巴"和"培根"分别与中医学的"气""阳"和"津液"在内涵上也有很多的相同之处，故两者各自部分的体质类型之间存在不同程度的相似性，且两者均认可兼夹体质的普遍存在。

2. 两者的差异　两者分别以各自的医学理论为依据对体质进行分类，因此在分类原则、方法和内涵等方面存在明显差异。中医9种体质的分类是运用现代科研方法，以现代中医基础理论为依据进行的分类，其以临床应用性为原则，体质类型是对非疾病状态下生理及病理表现的归纳，对体质类型的命名除平和质外，其余均为倾向于病理特征的偏颇体质。而藏医7种体质，是成书于100多年前的藏医经典《四部医典》记载的分类方法，其与中医《灵枢·阴阳二十五人》分类较为相似，各体质类型均以生理体质命名。两者各自的体质类型之间，其分型数量和各型具体的内涵则存在明显差异。

二、维吾尔医学体质分类

早在两千多年前维吾尔族人民就有了自己的医药知识。在众多维吾尔医家不断努力下，通过系统总结和整理本民族的医药知识，并吸收先进的汉族医学、印度医学及阿拉伯医学知识，逐渐形成了具有本民族特色的医学理论体系，其中也包含了许多有关体质理论的内容。

（一）体质构成基础

维吾尔族人民在长期的生活实践和对自然界各种事物的观察体验中，逐渐认识到水、火、土、气四大物质是构成世界的根本物质，称为 Erank（基础）。人类也是由 Erank 构成，其生命活动、生老病死都与 Erank 的变化密切相关。

维医学将四大物质属性应用于医学领域，借以说明人体的生理、病理，以及人体与外界环境之间的相互作用，形成了从自然到人体，从生理到病理，从诊断到治疗、预防等包括了以四大物质学说、气质学说、体液学说为主体的完整的理论体系。

（二）体质分型

维医学体质分型主要是从性格特征上进行，即气质分型。Erank 构成人体时，人体和各器官也表现出上述四种特性，称为 Mizaj（气质）。人体生命活动的全过程都具有气质特性，受气质变化影响。四种气质属性的强弱和不同构成，决定了人体气质类型的差异，常见类型有干热、湿热、湿寒、干寒及平和等。

体液学说本源于气质学说，并受气质学说指导和支配。体液即人体内流动的液体，称为 Hilit，是正常生命活动的基本物质。每一个体都有干性、湿性、寒性、热性四种性质的体液，但构成比例各不相同，形成了某种或某二种体液占优势的个体差异。体液一般分为四种临床类型：胆液质、血液质、黏液质、黑胆质。根据人体气质类型，有何种气质，就具有何种体液优势。

（三）临床辨质

1. 干热气质　该气质的人急躁易怒、动作迅猛、敏感多情、克己力较差、少寐等，属于四液中的胆液质。多患神经病、肝病、消化系统疾病等。

2. 湿热气质　是人气质中的最佳气质。该气质的人性情活跃、动作灵敏、智慧、思维反应较快、克己力较好，属血液质。

3. 寒湿气质　该气质的人性情沉稳、动作迟缓、对事物反应较慢、克己力较强，在体力、智力等方面比湿热气质的人稍差，属黏液质。多患风湿病、关节病、瘫痪等。

4. 干寒气质　该气质的人感情脆弱、反应迟钝、忧郁胆小、偏激、倾向悲观、精神痛苦、不愿交往等，属黑胆质。多患精神病、心脏病等。

三、蒙医学体质分类

蒙古族以长期同疾病作斗争中所积累的传统医疗实践经验为基础，在朴素的唯物论和自发的辩证思想指导下，逐步形成了本民族的传统医学——蒙医学。它对人体体质也有着独特的理论与观点。

（一）体质构成要素

蒙医学认为，人体由"三根""七素"构成。"三根"是指人体赖以进行生命活动的三种能量和基本物质——赫依、希拉、巴达干。"七素"即食物精华、血、肉、脂、骨、骨髓、精液（经血），也包括滋养这些物质的元素及"七素"各自的清质（指精华之精）。"七素"是构成人体形态结构的最基本单位，也是人体"三根"赖以存在的物质基础。"七素"的形成、滋补和更新所需要的原料是由食物供给的，食物含有的各种营养成分必须在"三根"的作用下经过消化系统的消化和吸收，才能被人体利用。

（二）体质分型

蒙医学认为，人的体质（也称禀赋）是人体生来就具备的生理上的特性，其对体质的划分与藏医学有相似之处，包括了生理和心理特征。蒙医学以"三根"理论为基础，把人体体质类型分为赫依型、希拉型、巴达干型、赫依希拉混合型、赫依巴达干混合型、巴达干希拉混合型和三者聚合型 7 种体质类型。

（三）临床辨质

1. 赫依型　体格矮小，干瘦，背稍驼，肤色发青，耐寒性弱，腹部发硬，能耐受泻性饮食及药物，睡眠不实，多语言，行走时关节作响，好歌舞，喜争吵，善于比试竞赛，行动灵活，嗜食甘、酸、咸味及热性食物等。

2. 希拉型　体格中等，肤色及毛发呈浅黄色，极聪明而骄傲，耐寒，多汗，身臭，易渴，易饥，腹部柔软，不耐泻性饮食和药物，动作敏捷，反应迅速，嗜食甘、苦、涩味及凉性食物等。

3. 巴达干型　体格魁梧，胸脯宽阔，骨骼关节不显露，肌肉丰满，皮肤呈白色，腹部平坦，嗜睡，耐饥渴，抗烦恼，能抵制痛苦及旱热，外柔内刚，性情温和，嗜食辛、酸、涩味及粗糙食物等。

四、傣医学体质分类

傣族主要居住在云南省西双版纳地区，是一个信仰佛教的民族。傣族人民因受佛教影响，也吸收了大量的古印度医学成就，通过长期的医疗实践，形成了独特的傣医学及其体质分类。

（一）体质构成要素

傣医学理论的核心是"四塔""五蕴"，都来自佛经，傣医学借用来解释人体的生理现象和病理变化，指导临床辨病用药和立法组方。

"四塔"是构成人体和自然的四种基本物质或者说是四种基本元素，包括瓦约塔（风），爹卓塔（火），阿坡塔（水、血），巴他维塔（土）。"五蕴"指人体内蕴藏的五种精神性的物质，包括色蕴、识蕴、受蕴、想蕴和行蕴。二者均禀受于先天父母，相互协调，完成人的整个生命过程。通过"四塔""五蕴"的组合，就构成了一个具有有形躯体、思维能力、生命活动的完整的人体。人体必须保持体内"四塔""五蕴"的相对平衡和人体"四塔"与自然界"四塔"的相对平衡关系，才能正常地生长发育、健康无病。

（二）体质分型及临床应用

傣医学以形体、肤色等为依据对人体体质加以划分，并根据体质、年龄等的不同来指导临床用药。

"五蕴"中的色蕴指的是人体的形状和容貌，是人体外在的表象，包括了人的高、矮、胖、瘦及各种不同的肤色，这些因素构成了个体体质的不同。

临床在治疗时应根据患者的体质特征，了解其形体的胖瘦及肤色的黑、白、黄、红等，才能正确辨治疾病。如肤色白的人体质差，血淡，常感头目昏花，不欲食，发病宜选用苦味之药治之；肤色红的人体质较好，血咸，发病宜选辣味之药治之。

傣医学还把人的一生分为 1～20 岁、20～40 岁、40 岁以上这三个阶段。年龄的老幼不同，体质也有差别，因而有其不同的好发疾病，治疗也宜选择相应的药物。如 1～20 岁的人，发育较快，但尚未发育成熟，气血未充，宜食甜、咸之品，生病也应选择甜、咸味的药物；21～40 岁的人，已发育成熟，精力充沛，体质强壮，但火偏盛，宜偏食辣、苦、酸之物，生病也应选择辣、苦、酸味的药物。

五、壮医学体质分类

壮医药于先秦时期萌芽，经过汉魏六朝的发展，至唐宋已大抵形成了草药内服、外洗、熏蒸、敷贴、佩药、骨刮、角疗、灸法、挑针、金针等 10 多种治法的结构。自宋代，壮医引进阴阳的概念作为说理工具解释人体的生理病理、疾病的病因病机，并逐步形成天地人"三气同步"

及"三道""两路""毒虚致病"理论，从而使壮医药临床诊疗水平得到进一步提高。在壮医理论发展和形成过程中，特别是在壮医临床实践中，有关于根据不同体质进行疾病预防或治疗的记载。

（一）体质构成要素

"三道两路"是壮医体质构成的要素。"三道"指谷道、水道和气道；"两路"指龙路和火路。"谷道"指食道和胃肠道，是五谷进入人体得以消化吸收之通道；"水道"指人体水液进出的通道，水道的主要功能是排出汗、尿，其调节枢纽为肾和膀胱；"气道"是人体之气与大自然之气相互交换的通道，进出于口鼻，其交换枢纽的脏腑为肺。"龙路"在人体内是血液的通道，功能主要是为内脏骨肉输送血液养分，故又可称为"血脉"；"火路"在人体内为传感通路，感受外界的各种信息和刺激，适应外界的各种变化，实现"三气同步"的生理平衡。

壮医学认为，人体是一个统一的小宇宙，人体分为三部，即上部天、下部地、中部人，人体内三部之气也是同步运行、制约化生的。天气主降，地气主升，人气主和。天、地、人三气同步，是一个不可分割的有机整体，升降适宜，中和涵养，则气血调和，阴阳平衡，人体处于健康状态。"三气同步"主要是通过人体内"谷道""水道"和"气道"三道及其相关的枢纽脏腑的制化，以及"龙路"的养分输送、"火路"的传感协调来实现的。

壮医学"阴阳为本，三气同步"的天人自然观是壮医体质分型的理论基础。

（二）体质分型及临床应用

从体质人类学的角度来看，壮族有布越、布土、布侬、布傣等族系，不同族系体质是有差别的。根据不同体质预防疾病是壮医理论的运用之一，在临床对疾病的治疗中，壮医理论也将辨病和辨体质结合了起来。

1. 火型体质 体形瘦长，手足心热，平时易口燥咽干，口渴喜冷饮，身体羸弱，大便干燥，舌红少苔。心理特征为性情急躁、外向、好动、活泼。调以解火毒、通"水道""谷道"。

2. 湿型体质 形体肥胖，腹部肥满松软，面部油脂较多，多汗且黏，易困倦，胸闷，舌体胖大，舌苔白腻，脉滑。心理特征为性情平和。调以通调"水道"、祛除湿气。

3. 寒型体质 面色无华，形寒喜暖，唇淡口不渴，精神不振，大便多溏，小便清长，舌淡胖，苔白，脉沉细无力。心理特征为性格沉静内向。调以振奋"龙路"并补虚。

4. 郁型体质 形瘦者为多，平素忧郁面貌，神情多烦闷不乐或胸胁胀痛，或喜太息、嗳气等。心理特征为性格内向不稳定、敏感多疑。宜调节"气道"，疏通"火路"，舒畅情志。

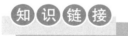

少数民族人群的中医体质分布特征

一项对178名青海地区自然人群进行的土族中医体质类型分布情况研究发现，9种体质中平和质所占比例为22.40%，偏颇体质人群达到了77.60%，且气虚质、阳虚质、湿热质、阴虚质、痰湿质依次位居偏颇体质的前5位。

一项对1160名西藏自治区拉萨市的世居者（藏族）和移居者（汉族）的中医体质流行病学调查，发现藏族与汉族相比，阳虚质、阴虚质、特禀质、平和质存在显著差异（$P < 0.05$）；移居汉族气虚质随移居时间的延长比例逐渐下降，可能与高原适应性相关。

一项对 343 名云南省西双版纳傣族自治州傣族自然人群进行的中医体质调查研究显示，傣族的中医体质类型主要是阴虚质、平和质、湿热质。分析其原因，主要与傣族的生活习惯、宗教信仰、气候类型、饮食习惯等密切相关。

一项对 400 名云南省沧源佤族自治县佤族自然人群进行的中医体质调查研究显示，沧源佤族的中医体质类型以平和质为多见，其次为阳虚质，分析其原因主要与佤族的自然环境、社会环境、生活劳作、饮食习惯等密切相关，如以素食为主、高蛋白食物少，适度的体力劳动，医疗卫生条件的改善等。

一项对贵州世居 2262 名布依族人群的体质类型调查研究发现，主要体质类型为气虚质、阴虚质和阳虚质。该民族嗜食酸性食物，多食酸必耗伤人体阴津，加之布依族聚居地黔南州地处云贵高原向广西丘陵过渡的南部边缘地带，气候类型为亚热带季风性湿润气候，终年温暖、热量丰富，炎热的外界环境导致人体津液大量丢失，伤耗阴液，而呈现气虚质、阴虚质偏颇状态。对贵州世居 2534 名苗族人群进行的体质类型调查研究发现，主要体质类型为痰湿质、气郁质和气虚质。苗族人群喜饮酒，又多食辛热之品，加之苗族人常选择依山而居的潮湿环境居住，易于形成痰湿质。对贵州世居 2466 名水族人群的体质类型调查研究发现，主要体质类型为湿热质、血瘀质和气虚质。水族主要聚居在三都水族自治县，都柳江流域和樟江流域，该地环境优美、气候宜人、日照充足、雨量充沛。他们有独特的生活习惯，在饮食上尤爱辛辣食品，一年四季都吃"火锅"，嗜饮酒，主要居住在有水河流边，居住在"干栏"式住宅，故主要体质类型为湿热质。

一项对 420 名广西贺州市瑶族居民的中医体质状况调查研究发现，阳虚质、气虚质、痰湿质位列前三位。瑶族主要居住在广西贺州市的高寒山区，因其生态因素、劳作方式、饮食结构、民族习俗等的影响，形成了土瑶民族独特的体质分布规律。

一项对宁夏西海固地区回族的 933 份中医体质调查分析显示，回族人群偏颇体质前三位为气虚质、阴虚质、痰湿质。回族在饮食选择、饮食结构和饮食习惯上有着独特的禁忌和习俗，喜食牛羊肉、油香，喜饮茶等，与偏颇体质的形成有关。

综上所述，我国部分少数民族在其民族医学体系中，在长期临床实践的基础上，注意到了人群中的不同个体在形态结构、生理功能、心理特征等方面客观存在的差异，从而形成了各自独特的体质理论。这些理论是中华民族传统医药学的精髓所在，为各少数民族的医疗保健作出了一定的贡献。由于历史原因，目前对各少数民族体质现象及体质理论的研究尚缺乏深入、系统地展开。今后，应进一步对其发掘整理以至发扬，以丰富我国传统医学的体质学说宝库，为中华民族的健康事业作出其应有的贡献。

【学习小结】

古今中外体质分类方法繁杂。古代医家的体质分类思想已在第二章论述。本章主要介绍了中医 9 种基本体质类型的分类方法、中外体质分类比较、少数民族医学的体质分类等内容。

王琦继承了古代及现代体质分型方法的临床应用性原则，提出了体质九分法，即平和质、气虚质、阳虚质、阴虚质、痰湿质、湿热质、血瘀质、气郁质、特禀质等 9 种基本类型。并从体质命名依据、分类依据、流调依据等方面对每一种体质类型进行了阐述。

国外主要有西方学者、日本汉方医学及韩国四象医学对个体差异性的分类研究，在了解国外体质分类的基础上，重点分析了中外医学在体质分类的理论、方法、临床应用等方面的异同点。

此外，我国是一个多民族国家，部分少数民族医学也有着丰富的体质分类思想，可作为补充了解。

总之，体质分类研究是个体化诊疗的前提，是对生命现象的现代诠释，也是东西方医学交流的对接点。

【思考题】

1. 9 种基本体质类型的分类依据是什么？
2. 9 种基本体质类型的命名依据是什么？

第五章

体质生理

扫一扫，看
本章课件

学习目的

1. 掌握　体质的生理特点。
2. 了解　体质与形态结构、体质与年龄、体质与心理、体质与适应能力的关系。

学习要点

1. 体质与形态结构的关系。
2. 不同年龄阶段的体质生理特征。
3. 体质与心理、适应能力的关系。
4. 体质的生理特点及内涵。

在不同的生理状态下，体质可反映出不同的生理特征。体质不同之人，对外界客观事物的心理感受和反应性，以及对自然环境、社会环境等的适应能力均有一定的差异。尽管人的体质各有不同，但都具有稳定性、可变性、多样性、趋同性等特点。

第一节　体质与形态结构

形态结构，一般指人体的外部形态结构和内部形态结构的总称，包括形体官窍、五脏六腑、气血津液、筋骨皮毛等。由于体质是形态结构、生理功能、心理状态与适应能力的综合，人体的形态结构又是生理功能和心理活动的基础，是精气盛衰和运行、代谢状态的外在表现，故人体形态结构上的差异性是个体体质特征的重要组成部分。一定的形态结构，必然产生出相应的生理功能和心理特征，而良好的生理功能和心理特征是正常形态结构的反映，二者相互依存、相互影响，在体质的固有特征中综合地体现出来。

人的体质特征首先表现为体表形态、体格、体型等方面的差异。

体表形态是个体外观形态的特征，包括体格、体型、体重、体姿、性征、面色、毛发、舌象、脉象等。体格是指反映人体生长发育水平、营养状况和锻炼程度的状态。一般通过观察和测量身体各部分的大小、形状、匀称程度，以及体重、胸围、肩宽、骨盆宽度和皮肤与皮下软组织情况来判断。体型是指身体各部位大小比例的形态特征，是衡量体格的重要指标。中医观察体型，主要观察形体之肥瘦长短，皮肉之厚薄坚松，肤色之黑白苍嫩的差异等。

在内部形态结构方面，人体以五脏为中心，通过经络把六腑、五官、九窍、四肢百骸等全身组织联系成一个有机整体，以精气血津液为物质基础，完成统一的功能活动。脏腑经络的结构变化和功能盛衰，以及精气血津液的盈亏都是决定人体体质的重要因素。体质将脏腑气血阴阳之偏颇通过形态、功能、心理的差异性表现出来，实际上就是脏腑经络、形体官窍固有素质的总体体现，是因脏腑经络、精气血津液的盛衰而形成的个体特征。

不同体质的人，其个体形态结构也不同。对此，我国古代医家早就有所认识。《灵枢·寿夭刚柔》中有"人之生也，有刚有柔，有弱有强，有短有长"的论述。《灵枢·阴阳二十五人》运用阴阳五行学说，结合人体肤色、体型、禀性、神态及对自然的适应能力等方面的特征，将人分为木、火、土、金、水五种体质类型。因此，对形态结构的观察也是中医对体质进行分类和了解体质的重要依据。如《灵枢·逆顺肥瘦》及《灵枢·卫气失常》即以体型将人分为肥人与瘦人，又将肥胖体质依照其形态特征等划分为膏型、脂型和肉型。元·朱震亨《格致余论·治病先观形色然后察脉问证论》中进一步将体型与体质特点相联系，提出了"肥人湿多，瘦人火多"的著名观点。华岫云在《临证指南医案·湿》按语中亦指出："若其人色苍赤而瘦，肌肉坚结者，其体属阳，此外感湿邪必易于化热。若内生湿邪，多因膏粱酒醴，必患湿热、湿火之症。若其人色白而肥，肌肉柔软者，其体属阴，若外感湿邪不易化热，若内生之湿，多因茶汤生冷太过，必患寒湿之症。"提示通过形态结构可以判断体质的阴阳属性，进而可以在一定程度上预知患病之后的发病趋势与病机特点。

这些都提示，通过对形态结构的观察，可以了解体质的特征，并对疾病的发生、发展和预后转归等提供一定的参考。

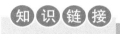

中医体质类型与体型的相关研究

一项针对 18805 例 9 省市（江苏、安徽、甘肃、青海、福建、北京、吉林、江西、河南）18 岁以上人群的中医体质横断面调查数据显示，与平和质相比，痰湿质者超重（OR，2.05；95% CI，1.79—2.35）和肥胖（OR，4.34；95% CI，3.52—5.36）的危险度均显著增高，气虚质者肥胖（OR，1.60；95% CI，1.30—1.98）危险度显著增高，而阳虚质、血瘀质、气郁质超重和肥胖的危险度显著降低。一项 983 例健康体检人群中医体质调查数据显示，痰湿质发生腹型肥胖和全身型肥胖的危险度显著增高，而阳虚质发生全身型肥胖的危险度显著降低。一项 133 例体检人群人体成分分析与中医体质类型的相关性研究结果显示，不同体质之间体脂肪量均值不同，痰湿质人群体脂肪量最高，阴虚质人群体脂肪量最低。

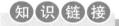

中医体质类型与面象、舌象的相关性研究

有学者利用 ZBOX－Ⅰ型舌脉象数字化分析仪采集 203 例 3～17 岁儿童舌、面图像，并提取舌、面图像中红（R）、绿（G）、蓝（B）及色调（H）、饱和度（S）、明度（V）等定量参数，进行统计分析。结果显示：气虚质儿童中，正常组舌质中舌尖和舌苔中部的 S 值显著大于体胖组（$P < 0.05$），体胖组舌质中舌右侧的 H 值显著大于正常组（$P < 0.05$），正常组舌苔厚薄指数显著大于体胖组（$P < 0.05$），表明舌象、面象参数与体质类型存在相关性。一项 873 例舌象样本的研究表明，阴虚质对生理性裂纹舌的产生有重要影响。一项 245 例过敏质儿童舌象研究发现，过敏质儿童地图舌发生率显著高于非过敏质儿童。

第二节 体质与年龄

不同的年龄阶段，随着脏腑功能活动的盛衰变化、气血津液的新陈代谢，可表现出比较明显的体质差异。《灵枢·天年》以百岁为期，以 10 岁为一阶段，分 10 个阶段论述其各段的体质生理特点，如"人生十岁，五脏始定，血气已通，其气在下，故好走"，说明从出生到 10 岁，是人体发育的开始，生气由下而升，以"好走"概括其生机勃发、活泼爱动的生理、心理特征。"二十岁，血气始盛，肌肉方长，故好趋"，说明人在 10~20 岁这个阶段，生机旺盛，发育健全，以"好趋"概括其生理、心理盛壮、成熟的特点。《灵枢·营卫生会》说："老壮不同气……壮者之气血盛，其肌肉滑，气道通，荣卫之行不失其常……老者之气血衰，其肌肉枯，气道涩。"说明体质可随着年龄的增长而发生变化。

本教材将年龄大致分为三个阶段，即小儿、成年、老年阶段，每个阶段均有其相应的体质生理特征。

一、小儿阶段

这一阶段与成年、老年在形体特征、生理活动等方面有着显著的差异。古代医家在研究小儿发病规律、疾病种类、病情演变及证候表现时，十分重视对小儿体质特点的认识，概括起来有以下几个方面。

（一）纯阳之体

中医最早的儿科专著《颅囟经·卷上》中，首次提出"孩子三岁以下，呼为纯阳"这一生理特点。首先，"纯阳"之说非指"有阳无阴"或"孤阳"，而是指小儿的生命活力，犹如初升之旭日充满生机。它揭示了小儿阳气生长迅速而旺盛的生理特征。其二，纯阳又表现为小儿阳常有余，阴常不足。小儿阳气旺盛，正处于生长发育阶段，阴液相对于这种旺盛的生机显得不足，对水谷精微的需求较成年人更为迫切；然而由于脾胃运化功能尚未健全，这样就形成了营养需要量大而相对谷气不足的内在矛盾。因此应该注意小儿饮食的合理调养。阴液相对不足，还表现在小儿对水液的需求量较高，而对水分的保存力较差，易于伤津脱液，临床可见小儿易于脱水。其三，小儿受邪以后容易转化为热病。其四，小儿脏腑组织的修复力较强，对药物反应敏感，较成人易趋康复，这也是"纯阳"的意义所在。

（二）稚阴稚阳之体

小儿为"稚阴稚阳"之体。"稚"是幼小、娇嫩、不成熟的意思；"阴"一般是指五脏六腑的形体结构、四肢百骸、筋肉骨骼、精、血、津液等有形物质；"阳"一般是指脏腑组织的各种生理功能活动。小儿像初生的嫩芽，从出生到长成一直处在不断生长发育的过程之中，年龄越小，生长发育的速度就越快，生机越旺盛。清代医家吴瑭在《温病条辨·解儿难》中，提出小儿是"稚阳未充""稚阴未长"，用"稚阳""稚阴"来表明小儿时期，无论在属阳的各种生理活动方面，或是在属阴的形质方面都是不成熟、不完善的。所谓"脏腑娇嫩、形气未充"，稚阴稚阳即是指小儿机体阴阳均未充足成熟而言。正因为小儿的这种生理特点，所以小儿对疾病的抵抗力较差，加之冷暖不能自调，外易为六淫所侵，内易为饮食所伤，且发病急，传变快，易虚易实，易寒易热。

（三）五脏有余不足

明代著名儿科医家万全通过长期临床探索，总结出小儿五脏具有肝常有余、脾常不足、肾常亏虚、心火有余、肺脏娇嫩等特点。并强调"不足""有余"并非指虚实，主要是指"纯阳""稚阴稚阳"之体在五脏生理特性中的相对表现。小儿处于不断生长发育的生理时期，对饮食营养的需求日益增多，而尚不成熟完善的脾胃形质和功能常常难以适应，故小儿娇弱的五脏六腑中，脾胃不足最为突出，应对小儿进行正确的喂养，对脾胃给予适当的调护。肺本为娇脏，外合皮毛，易被邪侵，由于小儿发育尚未完全成熟，更容易被外邪侵犯，常常引起感冒、咳嗽等病变。小儿感受外邪容易化热，热盛则神昏，或动风抽搐等，这是心、肝常有余的体现。如果小儿先天不足，肾气亏虚，还可出现"五迟""五软"等病证。

二、成年阶段

成年阶段是指从青年到老年之间的时期。进入成年，无论从体力上还是从脑力上，一方面呈现稳定而健全的特征，一方面又进入了某种生理的衰退过程。

（一）身体盛壮

青年到中年时期，气血渐盛，肾气旺盛，机体发育渐趋成熟，是人体生长发育的鼎盛时期。《内经》对此有较多的论述，如"三十岁，五脏大定，肌肉坚固，血脉盛满""四十岁，五脏六腑、十二经脉皆大盛以平定""（女子）四七，筋骨坚，发长极，身体盛壮""（男子）四八，筋骨隆盛，肌肉满壮"等。在形体上，成年人多呈现筋骨强劲、肌肉满壮、皮肤致密、毛发润泽、齿牙完坚、耳聪目明、面色红润、行走矫健有力等特征；在内在脏腑组织器官的功能上，多表现为呼吸细匀微徐、血脉通顺、饮食促旺、大小便通畅、睡眠良好、性生活健旺、精力充沛旺盛、不感到疲乏等；在精神上，表现为脑海充盈、反应敏捷、思维灵活、聪颖智慧、情绪稳定、心理安宁和谐、能够理性地自调情感、能够很好地适应社会与周围环境等特征。

（二）由盛转衰

人至中年，人体体质出现转折征兆，脏腑气血由盛极而转向渐衰，肌表腠理开始疏松，面部光泽有所减退，行为表现特点为"好坐"等，反映出生气逐渐衰退的迹象。在形体上，出现头发稀疏脱落，两鬓斑白，皮肤开始松弛失润，面纹、额纹明显加深增多，面色萎黄少华；在精神上，一般有健忘、失眠、易兴奋、烦躁易怒、情绪波动等征象。此时期抗病能力较差，加之人到中年承担的社会及家庭责任较大，容易发生劳逸过度、将息失宜、调理不当、起居不慎等情况，女性还有经、带、胎、产等因素的影响，常易招致病邪的入侵。针对这一时期的生理特点，明代著名医家张介宾提出"中年振基"的观点，认为应自中年时期开始，适时注意身体的修复颐养，防患于未然，不至于等到老年阶段衰老米临才开始保养，这对于保持健康、有效预防早衰、减少疾病的发生具有重要意义。

三、老年阶段

进入老年后，机体会出现生理功能和形态学方面的退行性变化。根据古代中医文献及现代临床实践观察，老年体质生理具有以下两个特点。

（一）肾精亏虚

《素问·上古天真论》曰："七八，肝气衰，筋不能动。八八，天癸竭，精少，肾脏衰，形体皆极，则齿发去。肾者主水，受五脏六腑之精而藏之，故五脏盛乃能泻。今五脏皆衰，筋骨解堕，天癸尽矣。"《灵枢·天年》又曰："七十岁，脾气虚，皮肤枯。八十岁，肺气衰，魄离，故言善误。九十岁，肾气焦，四脏经脉空虚。百岁，五脏皆虚，神气皆去，形骸独居而终矣。"老年人脏腑功能衰退，阴阳气血俱衰，尤其是肾精亏虚是老年的基本生理特点。肾主藏精，为先天之本。肾精充足则心、肝、肺、脾四脏得养；肾精亏虚，脏腑不足。老年肾之精气衰弱，则生育能力也随之衰减，并可见筋骨懈惰、骨质疏松、头发变白、牙齿脱落、皮色苍老、行动迟缓等。脾胃为气血生化之源。年老脾胃虚弱，气血化源不足，肌肤失于濡养，则皮肤憔悴多皱，食少纳呆，大便不调。肝藏血，主筋，开窍于目。年老肝血不足，筋脉失养，不耐劳倦，可见筋肉疲软，甚至肢体发麻，视力下降，头晕目眩等。心主血脉，主神明。年老心气虚衰，则健忘，反应迟钝，易悲哀。肺主气，司呼吸，外合皮毛。年老肺气衰，则语声低沉，皮毛不润，甚至脱落；腠理不固，则易遭受外邪侵袭。

（二）气血运行不畅

《灵枢·天年》云："六十岁，心气始衰，苦忧悲，血气懈惰，故好卧。"《灵枢·营卫生会》曰："老者之气血衰，其肌肉枯，气道涩，五脏之气相搏，其营气衰少而卫气内伐……"说明营卫气血衰弱、运行不畅，是老年生理的一大特点。从临床实践看，许多老年人或多或少患有某些慢性病，按照叶桂"久病入络"的观点，久病可以影响气血运行，产生瘀血阻络的病理变化。《临证指南医案·胃脘痛》谓："经几年宿病，病必在络……因久延，体质气馁……气阻血瘀。"《素问·痹论》也有"病久入深，荣卫之行涩，经络时疏，故不痛"的论述。近代有学者提出"老人多瘀"的观点，证之临床屡见不鲜。有人主张，延缓衰老不囿补肾一途，调和气血当是重要原则。

由于生理功能衰退，抵御体内外致病因素的能力下降，易患各种疾病。同时，容易产生失落空虚、寂寞孤独、焦虑多疑、愤怒自私、悲观绝望等情绪变化，最终还可能导致心理失衡。研究表明，老年期体质与其他年龄段相比，多为偏颇体质，而且随着年龄递增，其平和质越来越少，偏颇体质、兼夹体质越来越多，与年龄基本呈正相关性。研究资料显示，随着年龄增高，平和质逐步减少，气虚质、阳虚质、血瘀质逐步增加，中老年人痰湿质多见。

总之，人之一生，随着年龄增长，表现出不同的生理特点，而且各个阶段密切关联。胎儿禀赋厚薄直接影响小儿时期体质，小儿时期的发育优劣直接影响成年期的体质，而成年期的转变顺逆则关系到老年期的体质。人的体质随着年龄的增长而发育、成熟、衰老，既是一种由遗传所规定的生命过程，又与在环境因素作用下自我调节的机制有关，在二者的同时作用下，前半生由不成熟走向成熟，后半生由成熟走向衰老。但衰老的早晚，还要取决于对人体体质的调摄。

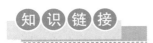

不同年龄阶段健康人群的体质特征

对 2005—2007 年第一次 9 种体质全国大样本流行病学调查数据进行分析发现：阴虚质、湿热质、气郁质、特禀质等偏颇体质与 15～24 岁关联性较强；平和质与 25～44 岁关联性较强，此年龄段男性人群与痰湿质、湿热质，女性人群与血瘀质等实性偏颇体质关联性也较强；阳虚质、气虚质等虚性体质类型与 45 岁以后的年龄段关系较强，此年龄段与痰湿质、血瘀质等实性偏颇体质关联性也较强。对 2015—2017 年第二次 9 种体质全国大样本流行病学调查数据进行分析发现：不同年龄阶段的体质分布存在一定差异。其中 15～64 岁人群中，以偏颇体质（71.20%）较为常见，而平和质（28.80%）相对较少，偏颇体质以阳虚质、气虚质、湿热质较为常见；65 岁及以上老年人群中，平和质占 30.25%，偏颇体质占 69.75%，而偏颇体质常见于阴虚质、阳虚质、痰湿质。

第三节　体质与心理

体质不仅与机体的形态结构和生理功能密切相关，而且与人的心理状态密不可分。心理活动和个性心理特征以内脏的生理活动为基础；反过来，心理活动又调节影响着人体生理功能活动。

不同体质状态的人对外界刺激产生的情绪反应有所不同，如生活情境的变迁，有些人会出现愤怒、恐惧、焦虑、悲伤等情绪，进而引发一系列病理变化，发生疾病；而有些人则不会出现异常的情绪反应，较少引发疾病。根据中医理论，体质强者，精足，气旺，气化旺盛，气能生神，则出智慧；体质弱者，精少、气衰，气化迟滞，气不生神，则智慧不出。

异常的情感活动可以影响体质，而偏颇体质也可以表现出不同的情感活动特征。《灵枢·通天》根据阴阳的偏颇，将体质分为阴阳五态人。如太阳之人，其性格具有开朗明快、喜悦乐观的特点，但情绪波动较大，阳气有余，易于激动，对愤怒致病具有明显的易发性；而太阴之人，内向郁闷，易于忧思和悲哀，且持续不解，具有郁证易发倾向。再如，《素问·经脉别论》认为勇者对于惊恐刺激，在意志上和体质上都有较强的耐受能力；而怯者则易受到惊恐的刺激导致疾病。现代研究显示：气郁质是情志病证的易感体质；偏颇体质由于正气较弱，脏腑功能不能正常运行，御邪抗病修复能力差，更容易出现焦虑；气虚质由于气虚阳弱故性格内向，情绪不稳定，胆小不喜欢冒险。依据中医体质学形神相关的原理，可为调体预防心理疾病提供指导。

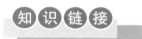

偏颇体质人群心理状态调查

一项针对 1843 例体检人群的体质、心理调查研究显示，偏颇体质人群症状自评量表 SCL-90 总分及各因子、焦虑自评量表 SAS、抑郁自评量表 SDS 评分均显著高于平和质人群（均 $P < 0.01$），偏颇体质人群 SAS、SDS、SCL-90 评分等级显著高于平和质人群（均 $P < 0.01$）。提示偏颇体质人群焦虑、抑郁及躯体症状程度较平和质人群明显增高，在中医体质分型下正常人群与异常人群心理状态有明显差异。

第四节　体质与适应能力

人的适应能力是人体体质在生理状态下的具体体现。体质的适应能力主要包括对自然环境和社会环境的适应力。体质状态在人体对气候环境、社会环境的适应方面起着重要作用，可以说体质差异决定人体有不同的适应能力。

人体体质的差异导致了对外界气候和环境的适应性有所不同。一般来说，平和质的人，对气候和环境的适应性比较强；而体质偏颇的人，对气候和环境的适应性则比较差。如《素问·阴阳应象大论》指出，阳盛之人"能冬不能夏"，阴盛之人"能夏不能冬"。阴虚质者，口干舌燥，尿黄便干，行动急躁，不耐暑热或秋燥，易感温邪或燥邪；阳虚质者，形寒怕冷，面白口淡，行动迟缓，不耐寒冷而易得寒病；气虚质者，既不耐寒，又不耐暑，常多虚汗，易感风寒之邪，以致经常感冒。

社会环境的变迁，会引起生活方式和人际关系等方面的诸多变化，也必然会影响人的心理与行为，进而影响人的体质。而个体体质的差异也会直接或间接地影响其对社会环境的适应能力。社会环境的影响因素很多，如生活压力增大、工作劳累、人际关系紧张、家庭不和等，均可影响人的心理适应能力。平和质的人，由于平素性格平和开朗，遇到此类情况时尚可以较好地调整自己的心态，不至于引起身心失调而影响健康。体质偏颇之人，往往性格比较脆弱，心理承受能力较差，就会产生紧张、烦躁、焦虑、抑郁、苦恼、悲哀等适应不良的情绪，进而导致某些疾病的发生。在长期精神刺激下，机体若不能产生与此相适应的心理与行为，人的调节机制将失常，便会诱发心身性疾病。

体质的适应能力除了先天禀赋以外，主要是通过后天的调摄而逐步形成或增强的。因此，偏颇体质人群应主动调整内环境的平衡以适应外环境的变化，来提高自身的适应能力。

第五节　体质的生理特点

体质禀受于先天，得养于后天。体质的生理特点是先后天因素共同作用的结果。先天禀赋决定着个体体质的特异性和相对稳定性，而后天各种因素如环境、营养、精神又使机体体质具有动态可变性。在相同或类似的时空条件下，人群的遗传背景和生存环境也大致相同，这就使群类的体质具有趋同性。

一、体质的稳定性

一般情况下，个体体质一旦形成，在一定时间内不易发生太大的改变，所以体质具有相对的稳定性。体质的稳定性由相似的遗传背景形成，年龄、性别等因素也可使体质表现出一定的稳定性。然而，由于环境、精神、营养、锻炼、疾病等后天因素均参与并影响体质的形成和发展，从而使得体质只具有相对的稳定性。体质的相对稳定性包括以下两方面的意义：

其一，从禀赋的角度来说，个体秉承于父母的遗传信息，决定个体在后天的生长发育过程中要遵循某种既定的内在规律，呈现与亲代类似的遗传特征，并且这种特征在个体的生命过程中是不易改变的。

其二，体质是一个随着个体发育的不同阶段而不断演变的生命过程。在某个具体的阶段，如小儿期、成年期、老年期等，个体的体质状态是相对稳定的，不会发生骤然的改变，从而使各个不同的生命阶段呈现出不同的体质特点。

二、体质的可变性

体质形成于先天，定型于后天。体质的稳定性是相对的，并非一成不变，这也意味着体质具有动态可变性。每一个个体在生长壮老的生命过程中，会因内外环境中诸多因素的影响而使体质发生改变，表现为与机体发育同步的生命过程。因此，后天生活环境对体质的形成与发展始终起着重要的制约作用。

人生存于特定环境中，受到自然因素的长期影响，地理、气候条件的差异必然使不同时空条件下的群体在形态结构、生理功能、心理行为等方面产生适应性变化，社会地位、个人境遇、疾病影响等，也可能成为引起个体体质改变的重要因素，从而导致体质发生变化。如脾胃为后天之本，长期的饮食习惯和相对固定的食物结构可以通过脾胃运化影响脏腑气血功能，导致体质的改变。影响体质变化的因素很多，与体质形成有关的后天因素都有可能导致体质的改变。

三、体质的多样性

体质的形成与先后天多种因素相关。遗传因素的多样性和环境因素的复杂性使个体体质存在明显的差异；即使是同一个体，在不同的生命阶段其体质特点也是动态可变的。因此，体质具有明显的个体差异性，呈现出多样性特征。

中医学历来强调个体之间存在差异。如《灵枢·论痛》曰："筋骨之强弱，肌肉之坚脆，皮肤之厚薄，腠理之疏密，各不同。"可见先天禀赋的差异在人出生伊始就存在。人出生之时，已经初步具备了形体的肥瘦、强弱、高矮、偏阴偏阳等不同的体质形态特征。可以说，先天禀赋的不同决定了个体差异的普遍存在。现代生物遗传学研究也证实，世界上没有两个人的 DNA 有完全相同的碱基排列次序，这就是体质多样性的遗传学原理。

先天禀赋的不同，后天条件的多样性，使个体体质具有不同于他人的特征。中医学的因人制宜、辨证论治强调的正是这种特异性。因此无论是比较不同的生命个体，还是考察同一个体的不同生命阶段，都能充分体现出体质的多样性特点。

四、体质的趋同性

在体质的形成过程中，遗传因素使体质具有个体差异性，但环境因素、饮食结构及社会文化习惯等亦可对体质类型造成影响。处于同一历史背景、同一地方区域，或饮食起居条件比较相同的人群，由于其遗传背景和外界条件的类同性，往往呈现类似的体质特征，这就是群体趋同性。《素问·异法方宜论》中详细论述了东、南、中、西、北五方地域气候特点，也包括该处居住人群的生活起居、饮食、体质及发病特点等差异。俗话说"一方水土养育一方人"，从体质学的角度来说，一方水土培育了一方人的体质。《医学源流论·五方异治论》曰："人禀天地之气以生，故其气体随地不同。西北之人，气深而厚……东南之人，气浮而薄。"此用现代地理生态学观点可以解释，不同地理环境中的土壤、水所含的化学成分、微量元素等都不同，在该地区长期生活的人群饮用当地的水，食用当地产的食物，经受了当地的气候环境，造就了具有该地区特色的体质。

【学习小结】

在不同的生理状态下，体质可呈现出不同的特征。如不同的体质具有不同的形态结构。个体的体质与生命过程同步：小儿为"纯阳"及"稚阴稚阳"之体；由小儿至成年，体质由弱渐强；成年之后，体质由盛转衰；老年脏腑功能衰退，阴阳气血俱衰，呈现以肾精亏虚、气血运行不畅为主的体质生理特征。体质因个体心理状态有差别，不同的体质，又可以表现出不同的心理情志方面的特征。体质差异决定了人体对自然环境、社会环境有不同的适应能力。体质禀受于先天，定型于后天。先天禀赋决定了体质的相对稳定性和多样性；因后天因素复杂多变，体质又具有可变性。在相同的时空背景下，特定人群的体质呈现趋同性。

【思考题】

1. 体质与形态结构的关系是什么？

2. 小儿阶段的体质特点是什么？

3. 张介宾提出"人于中年左右，当大为修理一番，则再振根基，尚余强半"的观点，有何现实意义？

4. 老年阶段的体质有何特点？这些特点对于老年人的养生防病和抗衰老有何启发？

5. 体质的生理特点及内涵是什么？

第六章
体质与发病

扫一扫，看
本章课件

学习目的
　　1. 掌握　体质与发病的关系；体质与病机从化。
　　2. 熟悉　体质与疾病转归。
学习要点
　　1. 体质与正气的关系。
　　2. 体质与病因的关系。
　　3. 体质对疾病发生、发病倾向、病机从化和疾病转归的影响。

　　体质作为个体在生命过程中相对稳定的状态，贯穿于疾病的整个过程，影响着疾病和证候的演进和变化。如果将体质比喻为画面上的"底色"或"背景"，则病证是画面上的"图像"或"前景"。体质的差异性是制约和影响病证的基本要素，决定着疾病的发生、发展、转归、预后上的差异，决定着病机的从化和证候的性质，总体概括为易感说、土壤说、从化说和转归说。

第一节　体质与发病的关系

　　发病即疾病的发生，是疾病的起始阶段，标志着人体从健康状态进入病理状态。致病因素作用于人体是否导致疾病的发生，取决于邪正双方的力量对比。中医发病学认为，正气不足是发病的内在因素，邪气是发病的重要条件。体质就其表现特征而言，从一定程度上反映了正气的盛衰状况，是疾病发生与否和疾病过程中表现出种种差异的根本原因。同一致病因素或同一种疾病，由于患者体质的差异，其临床表现、证型各不相同；不同疾病，由于患者体质相同，其临床表现、证型亦可大致相同。正是这种体质的差异性决定着个体对某些病邪的易感性，以及感邪后发病与否和发病的倾向性。

一、体质与正气

　　中医学认为疾病的发生虽然是一个复杂的过程，但总括起来不外乎病邪与人体正气这两个方面的矛盾斗争过程。正邪相搏是疾病从发生、演化到结局的病变过程中最基本、最具普遍意义的病理机制。

　　正气是一身之气相对邪气时的称谓，泛指人体正常的生命物质和功能活动，以及基于此而产生的各种维护能力，包括自我调节、适应环境、抗病祛邪和康复自愈等能力，是人体生理功能状态的总称。正气的旺盛取决于两个基本条件：一是精气血津液等精微物质的充沛；二是脏腑生理功能的正常和相互协调。因此，其包括的范围十分广泛，精、神、津液、营卫气血，以及各脏腑经络之气等的活动状况均属于正气的范畴，任何一种物质不足及功能低下均可称之为正气不足。故正气实质上是人体精气血津液和脏腑经络等物质与功能状况的综合体现，是对整个人体生命物质及其功能的高度概括，正气的强弱是人体健康与否的决定因素。

体质是人体在先天遗传和后天获得的基础上，在其生长发育过程中形成的代谢、功能与结构上的特殊性，并表现为心理相关性；亦是指人类个体在生命过程中，禀受于先天，受后天影响，在其生长发育衰老过程中所形成的相对稳定的人体个性特征。体质通过人体形态、功能和心理活动的差异性表现出来，脏腑经络和精气血津液是其生理学基础，体质实质上是因脏腑经络、精气血津液的盛衰偏颇而形成的个体特征。体质与正气均是精气血津液盛衰和脏腑经络结构与功能的反映。由此可见，人体的体质状况与正气之间存在着密切关系。

人们常常将体质与正气相提并论，体质一定程度上反映了正气的盛衰偏颇。体质强者，抗邪、驱邪、调节、修复能力强，不易感邪发病；体质弱者，御邪抗病修复能力差，易感邪发病。然而正气作为对整个人体生命物质及其功能的高度概括，重在"能力"的差别，只有强弱之分，而无类型之别；而体质是对人体生命活动现象整体表现特征的概括，即对人身心特性的概括，重在"质"的差别，既有强弱之分，又有不同类型的划分。因此，体质不但决定了发病与否和修复、调节能力的强弱，还决定了发病的倾向性及疾病的病性、病位和病势。

二、体质与病因

中医学认为，人体正常生理状态或健康状态应为"阴平阳秘"。这种平衡状态是动态的、相对的，它随时都可因人体内外各种致病因素的干涉而被破坏。这种由平衡到失调的病理变化是在某种或某些因素的激发、诱导下产生的。这些因素常称之为病因，一般常分为内因和外因。中医病因学中有三因学说，即如《金匮要略·脏腑经络先后病脉证》中所说："千般疢难，不越三条：一者，经络受邪入脏腑，为内所因也；二者，四肢九窍，血脉相传，壅塞不通，为外皮肤所中也；三者，房室、金刃、虫兽所伤。以此详之，病由都尽。"后宋人陈言源仲景之分类法，在其论著《三因极一病证方论》中指出"医事之要，无出三因"，提到"六淫，天之常气，冒之则先自经络流入，内合于腑脏，为外所因；七情，人之常性，动之则先自脏腑郁发，外形于肢体，为内所因；其如饮食饥饱，叫呼伤气，尽神度量，疲极筋力，阴阳违逆，乃至虎狼毒虫，金疮踒折，疰忤附着，畏压溺等，有悖常理，为不内外因"。中医学中的"三因学说"是古人对引发疾病的各种客观因素的一种朴素的有限罗列与归纳，着重于对致病因素来源的描述。而体质学所指内因、外因是一个辩证统一的概念。这里的内因是事物变化发展的根据，外因是事物变化的条件，外因通过内因起作用，两者的关系是辩证的。

在发病学上，外因主要是来自机体内外的各种致病因子的综合。这些因素在疾病的产生过程中起着诱发、激化、加重等作用，有时甚至起着主要致病作用，对于疾病的发生和发展及性质等有着重要影响。发病学上的内因主要是指机体本身的因素，即来自先天遗传和后天获得的防御功能、代偿、修复功能及遗传特性。这些属于机体本身的因素对疾病的产生、发展起着主导作用，影响着疾病的性质、转归、愈后。这也就是个体体质状况的一部分。因此，在探讨体质与病因的关系时，不仅要注意人体正气在发病学中的重要地位，而且也要注意探讨体质的先天遗传和后天获得在发病学中的作用及与病因的关系。

三、体质与疾病发生

《灵枢·论勇》曰:"有人于此,并行并立,其年之长少等也,衣之厚薄均也,卒然遇烈风暴雨,或病或不病,或皆病,或皆不病,其故何也?"乃因"薄皮弱肉",不胜四时之"虚风";"皮厚肉坚,固不伤于四时之风"。《灵枢·百病始生》中有"风雨寒热不得虚,邪不能独伤人。卒然逢疾风暴雨而不病者,盖无虚,故邪不能独伤人。此必因虚邪之风,与其身形,两虚相得,乃客其形"的论述。《灵枢·五变》载:"人之有常病也,亦因其骨节皮肤腠理之不坚固者,邪之所舍也,故常为病也。"表明疾病的产生不仅要有致病因子的作用,同时还与机体正气的强弱有关。

致病因素对人体生理平衡的破坏越过了个体体质状况所决定的抵抗力,即超过了个体御邪的阈值,超出了维系生理平衡的维系力和调整度。正如《素问·刺法论》所说:"正气存内,邪不可干""邪之所凑,其气必虚"。张仲景则用"卫气"和"自和"来描述正气在机体与疾病斗争过程中所具有的两大功能,即机体一方面具有防御外部病邪侵入,适应外界环境变化的能力;另一方面,在邪气侵入人体后,机体的自和能力使机体内的五脏六腑、经络气血等的功能活动保持相互协调,使机体的内环境保持一定的稳定性,避免外邪干扰。如果邪气的干扰超过了机体自和能力的范围,则机体的功能发生紊乱和失调,内环境的平衡被破坏而导致疾病的产生。发病与否与自和能力密切相关,而每个人的自和能力是不同的。自和能力取决于个体体质。《灵枢·五变》曾以斧斤伐木为喻来论述体质:"木之阴阳尚有坚脆,坚者不入,脆者皮,至其交节,而缺斤斧焉。夫一木之中,坚脆不同,坚者则刚,脆者易伤,况其材木之不同,皮之厚薄,汁之多少,而各异耶?夫木之早花先生叶者,遇春霜烈风,则花落而叶萎;久曝大旱,则脆木薄皮者,枝条汁少而叶萎;久阴淫雨,则薄皮多汁者,皮溃而漉;卒风暴起,则刚脆之木,枝折杌伤;秋霜疾风,则刚脆之木,根摇而叶落。凡此五者,各有所伤,况于人乎。"《灵枢·本脏》则说:"人之有不可病者,至尽天寿,虽有深忧大恐,怵惕之志,犹不能减也,甚寒大热,不能伤也;其有不离屏蔽室内,又无怵惕之恐,然不免于病。"

个体与个体间之所以有如此之差异,其本质就是因为他们之间有不同的体质状态,对致病因素的抵抗力不同,耐受力不同。因此,不同个体虽感同一种病邪而有病、有不病。临床常见有些体质瘦弱之人,稍有不慎,如气候变化、季节更移、饮食不慎则易致病。而一些体质健壮之人即使在同样情况下也不易发病。《素问·经脉别论》云:"勇者气行则已,怯者则着而为病也。"勇者脏气充盛,体质较强,可以迅速调节,恢复气机升降出入的功能;怯者脏气脆弱,体质较弱,易偏易滞,受到冲击无力抗衡,致气机失调,乱而为病。

体质在发病中常常起主导作用。这不仅体现在外感病中,对一些属于病因学中的内因所致疾病也不例外,如精神情感因素、饮食劳倦、痰饮瘀血等。以属于精神情感活动的七情为例,喜、怒、忧、思、悲、恐、惊是几种正常精神活动的情绪表现。当这些情绪活动过于突然、激烈或持久时,则会产生不良的作用,但能否导致疾病还取决于机体。《素问·举痛论》云:"怒则气上,喜则气缓,悲则气消,恐则气下,寒则气收,炅则气泄,惊则气乱,劳则气耗,思则气结。"说明情绪变化而致情感刺激过激,超过正常人体所能耐受的限度,从而影响整个人体气机的调畅和升降出入,进而导致生理平衡的破坏,引发疾病的产生。但由于个体体质状态不同,人们对情感刺激的耐受量是不一样的。即使是同种、同量的刺激,不同的人感受,其反应状态也是不同的。有人会猝病而厥,有人会诱发宿疾,有人则平安无恙,其结果多殊。诚如吴谦《医宗金鉴·杂病心法要诀》所言:"凡此九气丛生之病,壮者得之,气行而愈,弱者得之,发为病也。"这实际上说明对某些情感刺激，机体发病与否不仅与刺激种类、量、质有关，更重要的是与机体体质有关。

四、体质与发病倾向

体质在病因学、发病学中的重要意义还表现在不同的体质对致病因子的易感性不同和疾病发病的倾向性不同。遗传因素的多样性和环境因素的复杂性使个体体质存在明显的差异，使每一个个体具有不同的体质特点。如《灵枢·论痛》曰："筋骨之强弱，肌肉之坚脆，皮肤之厚薄，腠理之疏密，各不同。"其五脏的结构和功能之差异，精气血津液之盈亏，阴阳寒热之偏颇，决定了个体处于不同的功能状态，从而对各种致病因素的反应性、亲和性、耐受性不同。如《灵枢·五变》中有"肉不坚，腠理疏，则善病风……五脏皆柔弱者，善病消瘅……粗理而肉不坚者，善病痹"的论述。《灵枢·论勇》则曰："黄色薄皮弱肉者，不胜春之虚风；白色薄皮弱肉者，不胜夏之虚风。"清·吴德汉《医理辑要·锦囊觉后篇》则有"要知：易风为病者，表气素虚；易寒为病者，阳气素弱；易热为病者，阴气素衰；易伤食者，脾胃必亏；易劳伤者，中气必损"的论述。凡此说明，不同的个体由于自身的体质特殊性，决定了他们对某些疾病的易感性、倾向性。

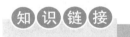

体质发病倾向的文献研究

一项整合了1441项体病相关临床研究文献的系统评价发现，各体质的疾病谱分布不同：①气虚质在糖尿病、脑梗死、艾滋病、慢阻肺、冠心病、亚健康、失眠、慢性疲劳综合征、乙肝、乳腺癌等疾病中分布较高；②阳虚质在不孕症、骨质疏松症、肠易激综合征、膝骨关节炎、痛经、多囊卵巢综合征、更年期综合征、类风湿关节炎、复发性流产等疾病中分布较高；③阴虚质在高血压、糖尿病、便秘、更年期综合征、骨质疏松症、干眼症、肺癌、复发性脑卒中、失眠等疾病中分布较高；④痰湿质在高血压、脂肪肝、糖尿病、代谢综合征、脑卒中/梗死、冠心病、血脂异常、高尿酸血症、多囊卵巢综合征、肥胖/超重、睡眠呼吸暂停低通气综合征等疾病中分布较高；⑤湿热质在痤疮、高尿酸血症、慢性胃炎、少弱畸形精子症、湿疹、乙肝、便秘、胆石症、高血压、痛风等疾病中分布较高；⑥血瘀质在冠心病、子宫内膜异位症、脑卒中等疾病中分布较高；⑦气郁质在乳腺增生、乳腺癌、失眠、抑郁症、卵巢早衰、偏头痛、青光眼、不孕症、甲状腺功能亢进、甲状腺结节、子宫腺肌病等疾病中分布较高；⑧特禀质在哮喘、变应性鼻炎等疾病中分布较高。

各体质发病风险较高的疾病也不相同：①气虚质发生肥胖、糖尿病、慢性疲劳综合征、焦虑症等的风险较高；②阳虚质发生骨质疏松症、肥胖、颈椎病、慢性疲劳综合征等的风险较高；③阴虚质发生高血压、骨质疏松症、糖尿病等的风险较高；④痰湿质发生脑梗死、高血压、肥胖、高脂血症、糖尿病、代谢综合征等的风险较高；⑤湿热质发生便秘、高血压等的风险较高；⑥血瘀质发生骨质疏松症、脑卒中、高血压、高脂血症等的风险较高；⑦气郁质发生亚健康、更年期综合征、骨质疏松症、焦虑症、乳腺癌、乳腺增生、痛经等的风险较高；⑧特禀质发生哮喘的风险较高。

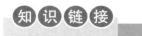

体质发病倾向的实验证据支持

痰湿质与平和质者 mRNA 表达谱比较研究发现，差异基因明显富集到与代谢紊乱相关的通路和功能上，如脂肪细胞因子信号通路、胰岛素信号通路和 PPAR 信号通路等。气虚质与平和质相比，具有独特的肠道微生态特征，肠道菌群微生物多样性较低，致病菌如鞘氨醇菌属、梭状芽孢杆菌属和丛毛单胞菌属富集，益生菌和抗炎细菌，如双歧杆菌和蛭弧菌缺乏，其肠道微生物群的失衡及伴随的代谢功能变化可能影响免疫和能量代谢，增加疾病易感性。

此外，王琦围绕体质与发病倾向提出"体质土壤论""肤体相关论""体（身）心相关论"等概念。①"体质土壤论"：临床常见某一体质对具有相似病机的某类疾病有易罹性，如前所述痰湿质易患肥胖、高脂血症、糖尿病、代谢综合征等代谢紊乱相关疾病，是这类疾病的共同土壤，称之为"体质土壤论"。②"肤体相关论"："肤"即皮肤，"体"即体质。其主要包括两方面的涵义：一方面，体质因素是皮肤类型和表征的重要物质基础，每种体质类型都有特定的皮肤（包括毛发和甲）特征。另一方面，皮肤疾病也与体质类型有关，不同的体质易罹患不同的皮肤疾病。中医体质类型与 Baumann 皮肤分类具有良好的吻合度，与 VISIA 皮肤检测系统的生理指标有显著相关性，其中最为突出的是湿热质与油性肤质，血瘀质与斑点得分、特禀质与敏感肤质密切相关。③"体（身）心相关论"：指由于体质是特定躯体素质与一定心理素质的综合体，特定的躯体素质总是表现为某种特定的心理倾向，因此某些体质易感某些特定的心身疾病或精神类疾病，如阴虚质与失眠密切相关，气郁质与抑郁焦虑密切相关。

综上所述，疾病的发生以正气为主导，而体质与正气密切相关，正气的盛衰取决于体质的强弱，因此体质是疾病发生的重要内在因素。由于个体的体质差异，对各种病邪有不同的反应性和易感性，既病之后，其发病的倾向性也不同。

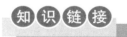

体质用于疾病预警

筛选 2014—2016 年 1625 名受试者的年度健康体检数据，通过连续三年的纵向数据建立预测矩阵，应用树状网络机器学习算法建立预测模型，揭示生理指标、中医体质与代谢综合征之间的依赖关系。结果表明中医体质类型（平和质）、总胆红素、低密度脂蛋白和总胆固醇水平可作为代谢综合征的预测因子，经模型检验，预测模型的总体准确率为 73.23%。

体质不仅与慢性病相关，与传染病也有密切关系。90 例普通型新型冠状病毒肺炎患者体质调查结果发现，患者中痰湿质占 50.0%，气虚质占 41.7%，为调查人群中最主要的体质类型。气虚之人卫外不固，易感受疫疠之邪；痰湿之人，外之寒湿疫疠之邪引动内湿，内外合邪故发病。因此，这两类体质人群为易感人群。

第二节　体质与病机从化

病机从化，是指病机随体质而变化，制约和影响证候的形成与演变。由于体质差异，人体阴阳、寒热、虚实、燥湿属性的不同，一部分疾病始终保持发病时属性，另一部分疾病则在发展的某个阶段，其病证性质发生变化，出现由热化寒、由寒化热、由湿化燥等不同现象。

《灵枢·五变》指出："一时遇风，同时得病，其病各异。"《素问·风论》中有"风之伤人也，或为寒热，或为热中，或为寒中，或为疠风，或为偏枯，或为风也，其病各异"的论述。章楠《医门棒喝·六气阴阳论》载："邪之阴阳，随人身之阴阳而变也。"即六气之邪，有阴阳的不同，其伤人也，又随体质阴阳强弱变化而为病。如同为湿邪，阳热之体得之，则湿易从阳化热，而为湿热之证；阴寒之体得之，则湿易从阴化寒，而为寒湿之证。平和质感受寒邪则为寒病，感受湿邪则为湿病。再以老幼而言，由于老年人多脾肾阳虚，外邪入侵，邪易随阳虚之体寒化，寒凝阻络，气血失调，虽见风寒感冒之症状，但多以肢体筋骨肌肉疼痛为著；而小儿则为稚阴稚阳之体，脏腑娇嫩，外邪侵袭，变化迅速，易随稚阳之体化热，以发热、咳喘等肺卫症状多见。《医宗金鉴·订正伤寒论注》载："六气之邪，感人虽同，人受之而生病各异者，何也？盖以人之形有厚薄，气有盛衰，脏有寒热，所受之邪，每从其人之脏气而化，故生病各异也。是以或从虚化，或从实化，或从寒化，或从热化……"

综上所述，人体受邪致病后，疾病的发展、变化、转归随着体质的差异而呈现出不同的态势，邪气从化、疾病演变因体质差异而表现出不同的发展趋势，表现为不同的证候。

第三节　体质与疾病转归

体质因素对疾病的转归同样起着重要的作用，是预测疾病预后吉凶的重要依据。《灵枢·论痛》曰："人之病，或同时而伤，或易已，或难已，其故何如……其身多热者易已，多寒者难已。"说明气盛体强病易愈，气衰体弱病难已。《素问·评热病论》对劳风的病理演变规律和预后有"精者三日，中年者五日，不精者七日"的预测。可见了解体质对于推断疾病的预后吉凶具有重要意义。因此，《灵枢·寿夭刚柔》立下了"立形定气，而后以临病人，决死生"之明训。疾病的预后有善恶之分，演变有好转和加重两种不同倾向，这虽然与感邪轻重、治疗得当及时与否有关，但在相当程度上是由体质因素所决定的。一般而言，体质强壮者，正气充足，抗邪能力强，不易感邪发病，即使发病，也多为正邪斗争剧烈的实证，病势虽急，但不易传变，病程也较短暂。体质虚弱者，不但易于感邪，且易深入，病情多变，易发生重证或危证；若在正虚邪退的疾病后期，精气阴阳大量消耗，身体不易康复；若罹患某些慢性病，则病势较缓，病程缠绵，难以康复。

【学习小结】

体质与发病密切相关，体质的差异性是制约和影响病证的基本要素，决定着疾病的发生、病机的从化、疾病的转归，总体概括为易感说、土壤说、从化说、转归说。易感说是指在相同的环境下，不同的个体由于自身体质差异，决定了其对某些疾病的易患性、倾向性、风险性。土壤说是指某一体质对具有相似病机的某类疾病具有相似的易罹性，这一体质就是这类疾病发生的"共同土壤"。从化说是指外邪入侵人体后，疾病的演变随着人体脏腑气血阴阳偏颇盛衰的差异而表现出不同证候性质，即证候顺从体质而发生变化的现象。转归说是指体质因素对疾病的转归同样起着重要的作用，是预测疾病预后吉凶的重要依据。

【思考题】

1. 体质与正气有什么区别和联系？
2. 体质在发病、病机演变、疾病转归中的作用是什么？

第七章
体质辨识

扫一扫，看
本章课件

学习目的

1. 掌握 中医体质辨识的原则与内容；9 种体质类型的辨识；成人版《中医体质量表》的使用方法和体质判定标准。

2. 熟悉 其他中医体质量表。

3. 了解 体质辨识技术。

学习要点

1. 中医体质辨识的原则。

2. 中医体质辨识的内容。

3. 中医体质量表的使用。

4. 中医体质判定标准。

体质辨识，是指以人的体质为认知对象，从体质状态及不同体质分类的特性，把握其健康与疾病的整体要素与个体差异，从而为制定防治原则，选择相应的治疗、预防和养生方法奠定基础。本章重点阐述体质辨识的原则与内容、体质的辨识方法及辨识技术研究。

第一节 体质辨识的原则与内容

人是一个有机的整体，对人的体质辨识必须遵循共同的原则，从整体观点出发，全面审查其神、色、形、态、舌、脉等体征及性格、心理、饮食、二便等情况，结合中医临床辨体论治的实际经验进行综合分析。具体包括形态结构、生理功能、心理状态和适应能力四个维度。

一、辨体原则

（一）整体性原则

整体观是中医体质辨识强调整体审察的认识论基础。人体的外部结构与内部脏腑是有机相关的，整个人体又受到自然环境和社会环境的影响。中医体质辨识中的整体性原则，是指从整体上进行多方面的考虑，如年龄、性别、民族、先天禀赋、家族遗传、居处环境、性格类型及饮食习惯等，并结合时、地、病的特殊性，对人体体质状态进行全面分析，综合判断。

（二）形神结合原则

神是机体生命活动的体现。形健则神旺，形衰则神惫，人的精神状态和面部气色常能显示出体质的强弱。清·林之翰《四诊抉微》曰："夫气由脏发，色随气华。"神色是五脏气血盛衰的表现。体质健康的人，五脏无偏胜，气血调和，阴平阳秘，必然精神健旺，气色明润，目光有神，语言响亮，耳听聪敏；反之，偏颇体质必然反映不同气色。人体的形态结构与心理特征也存在特异性的对应关系，一定的形态往往有其相对应的性格特点，只有全面观察，形神结合，才能对体质类型做出准确的判别。

（三）四诊合参原则

利用望闻问切的手段广泛而全面地收集体质资料，而不能只看到局部的体质状况。其中，诊察舌脉在分辨体质的差异性上有重要参考价值。如阳虚质多舌淡胖，血瘀质多舌紫暗等，临床辨识应对舌的神、色、形、态，苔色、苔质进行全面观察。脉象也是体质辨识中不可或缺的部分，比如气虚质多脉弱、气郁质多脉弦、血瘀质多脉涩，均与体质的临床内涵相关。

二、辨体内容

一定的形态结构必然表现为一定的生理功能，而伴随着形态结构、生理功能的变化，又会产生一定的心理过程和个性心理特征。不同个体对自然、社会环境的适应能力也不同。因此，辨体的内容通常包括以下几个方面。

（一）辨形态结构

人体形态结构上的差异性是辨析个体体质的重要内容。人体的形态结构是生理功能和心理活动的基础，又是精气盛衰和代谢情况的外在表现，包括外部形态结构和内部形态结构。外部形态结构是由体表直接表现出的特性，是用感觉器官直接观测到的体质要素，包括体格、体型、姿势、营养状况等。内部形态结构包括脏腑经络、精气血津液等，是决定其外显特征的内在基础。中医藏象学说认为，内在五脏与形体有着配属、表里关系，因而观察形体的强弱胖瘦，可以测知内脏的坚脆、气血的盛衰等。一般认为五脏强壮，外形也强壮。如骨骼粗大、胸廓宽厚、肌肉充实、皮肤润泽、举动灵活等，是强壮的征象；骨骼细小、胸廓狭窄、肌肉瘦弱、皮肤枯燥、举动迟钝等，是衰弱的表现。所以，关于形态结构的辨析，中医主要是通过望诊观察形态、体型、体态、头面、五官、躯干、四肢、皮肤面色、毛发及舌象等，重点了解个体的体质状态及体质差异。

（二）辨生理功能

人体生理功能上的差异性也是体质辨识的重要内容。形态结构是产生各种生理功能的基础，机体内部和外部的形态结构特点决定着其功能反应的形式和反应强度、频率等，决定着机体生理功能及对各种刺激反应的差异。人体的生理功能是其内部形态结构完整性、协调性的反映，是脏腑经络及精气血津液盛衰的体现。机体对外界的反应和适应能力、自我调节能力、防病抗病能力、新陈代谢情况等，均是脏腑经络及精气血津液生理功能的体现。中医主要通过望目光、色泽、神情、体态，以及呼吸、舌象、脉象等，了解个体的精神意识、思维活动，以及对外界的反应和适应能力、自我调节能力、防病抗病能力、新陈代谢情况等，从而可以判断机体各脏腑生理功能的个体差异性。如神志清楚、两目灵活、面色荣润、肌肉不削、动作自如，说明精充气足神旺，多见于平和质；如精神不振、两目乏神、面色少华、肌肉松软、倦怠乏力、少气懒言、动作迟缓，说明精气不足，功能减退，多见于气虚质。

（三）辨心理状态

心理是指客观事物在大脑中的反映，是感觉、知觉、情感、记忆、思维、性格、能力等的总称，属于中医学"神"的范畴。"人有五脏化五气，以生喜怒悲忧恐"（《素问·阴阳应象大论》），神志活动的产生和维持有赖于内在脏腑的功能活动，以脏腑精气为物质基础，但脏腑精气藏于内而不能直接得以观察，精气显象于外可以形成相应的心理活动，使个体容易表现出相应的心理特征。心理特征的差异，主要表现为人格、气质、性格的差异。中医辨心理特征，主要通过观察情绪倾向、感情色彩、认知速度、意志强弱、行为表现等方面，了解人体气质特点与人格倾向。如阴虚质的人多性情急躁、外向好动、活泼，阳虚质的人性格多沉静内向，气郁质的人多内向不稳定、敏感多疑等。

（四）辨适应能力

体质的适应能力主要包括对自然环境与社会环境的适应力。辨适应能力，主要通过询问获得人体对气候变化、地域变化、家庭环境、社会环境、情志刺激等的适应性和调节能力。如阴虚质的人多耐冬不耐夏，而阳虚质的人多耐夏不耐冬；气郁质的人社会适应能力差，且对精神刺激调节能力较差。

辨体的基本内容，综合了形态结构、生理功能、心理特征和适应能力等四方面，概括了构成体质的基本要素，也深刻把握了个体生命的本质特征，能对体质特点做出准确判断。如痰湿质的人，形态结构表现为体形肥胖、腹部肥满松软；生理功能多见皮肤出油较多、多汗、汗黏、眼胞轻微浮肿、容易困倦；心理特点以温和稳重多见；适应能力方面，对梅雨季节和潮湿环境适应能力较差等。

第二节　体质类型的辨识

辨识体质类型，主要是依据不同体质在形态结构、生理功能、心理特征和适应能力四个方面的特征，经过综合分析，将其归为不同体质类型的思维与实践过程。中医基本体质类型主要分为平和质、气虚质、阳虚质、阴虚质、痰湿质、湿热质、血瘀质、气郁质、特禀质9种，故本节重点学习9种体质类型的辨识。

一、平和质

1. 定义　阴阳气血调和，以体态适中、面色红润、精力充沛等为主要特征的一种体质类型。

2. 成因　先天禀赋良好，后天调养得当。

3. 特征　①形体特征：体形匀称健壮。②常见表现：面色、肤色润泽，头发稠密有光泽，目光有神，鼻色明润，嗅觉通利，唇色红润，不易疲劳，精力充沛，耐受寒热，睡眠良好，胃纳佳，二便正常，舌色淡红，苔薄白，脉和缓有力。③心理特征：性格随和开朗。④对外界环境适应能力：对自然环境和社会环境适应能力较强。⑤发病倾向：平素患病较少。

4. 体质分析　平和质先天禀赋良好，后天调养得当，故其神、色、形、态、局部特征等方面表现良好，性格随和开朗，平素患病较少，对外界环境适应能力较强。

二、气虚质

1. 定义　元气不足，以疲乏、气短、自汗等气虚表现为主要特征的体质类型。

2. 成因　先天禀赋不足，后天失养，如孕育时父母体弱、早产、人工喂养不当、偏食、厌食，或病后气亏、年老气弱等。

3. 特征　①形体特征：肌肉松软不实。②常见表现：平素语音低弱，气短懒言，容易疲乏，精神不振，易出汗，舌淡红，舌边有齿痕，脉弱。③心理特征：性格内向，不喜冒险。④发病倾向：易患感冒、内脏下垂等病，病后康复缓慢。⑤对外界环境适应能力：不耐受风、寒、暑、湿邪。

4. 体质分析　由于元气不足，故表现为气短懒言，语音低微，精神不振；气虚，不能固护肌表，故易汗出；气化无权则舌边有齿痕；气虚鼓动血行之力不足，故脉象弱。气虚阳弱故性格内向，胆小不喜冒险。气虚卫外失固，故不耐受寒邪、风邪、暑邪，易患感冒；气虚升举无力，故多见内脏下垂、虚劳，或病后迁延不愈。

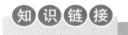

气虚质特点研究

1. 气虚质多见语音低弱　中医学认为，人发声的动力是气。气虚质平素多见语声低怯。一项针对气虚质人群声音特征的分析研究表明，与平和质相比，气虚质在语音时间长度和语音包络面积上低于平和质。语音时间长度和语音包络面积均反映了人体元气盛衰的状态，元气亏虚，语言时间长度、语音包络面积减小。

2. 气虚质多见疲乏气短　气虚质由于一身之气不足，表现出疲乏倦怠、气短懒言的特征。研究发现，不同中医体质类型中年人心肺耐力分布存在差异，其中气虚质更容易出现在低心肺耐力水平人群，与气虚质体力活动不足、心肺耐力下降有关。有学者从生物电方向研究气虚质，证实气虚质和十二原穴生物电信号值与主观疲劳量表总分有一定的相关性。

3. 气虚质免疫功能下降　《医理辑要》云："易风为病者，表气素虚。"气虚质卫外功能不足，易感邪致病。现代研究发现，多数气虚质人群存在免疫系统功能的紊乱，尤其是细胞因子与疲劳症状的出现关系密切。对气虚质淋巴细胞亚群的研究发现，NK 颗粒酶 B 分子（GZB）表达明显下降、NK 细胞比例下降、辅助性 T 细胞比例减低可能是形成气虚质的因素。

三、阳虚质

1. 定义　阳气不足，以畏寒怕冷、手足不温等虚寒表现为主要特征的体质类型。

2. 成因　先天不足，或后天失养。如孕育时父母体弱，或年长受孕，早产，或年老阳衰等。

3. 特征　①形体特征：肌肉松软不实。②常见表现：平素畏冷，手足不温，喜热饮食，精神不振，舌淡胖嫩，脉沉迟。③心理特征：性格多沉静、内向。④发病倾向：易患痰饮、肿胀、泄泻等病，感邪易从寒化。⑤对外界环境适应能力：耐夏不耐冬，易感风、寒、湿邪。

4. 体质分析　由于阳气亏虚，机体失却温煦，故肌肉松软，平素畏冷，手足不温；阳虚不能温化和蒸腾津液上承，则喜热饮食；阳虚神失温养，则精神不振；阳气不能蒸腾、气化水液，则见舌淡胖嫩、边有齿痕；阳虚鼓动无力，则脉象沉迟。阳虚阴盛故性格沉静、内向。阴盛则发病多为寒证，或易寒化，不耐受寒邪，耐夏不耐冬；阳虚失于温化故易感湿邪，易病痰饮、肿胀、泄泻。

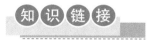

阳虚质特点研究

1. 阳虚质多见寒象　清·程钟龄《医学心悟》云："阴脏者阳必虚，阳虚者多寒。"即阳虚者机体产热不足，因而出现寒象。有学者对阳虚质与平和质进行了基因表达谱的对比研究，发现与平和质相比，阳虚质外周血基因表达谱中，表达上调的位点有150个，表达下调的位点有117个。其中甲状腺激素受体β的下调，为阳虚质不能够耐受寒冷的特点提供了分子生物学解释。用超导核磁共振谱仪分析阳虚质者血液的代谢组学特征，证实阳虚质者血液中脂肪酸的含量比平和质低。表明它的产能成分不足，皮下脂肪含量较少，脂肪储备不足，因而不能抵御寒冷。应用红外热成像技术进行阳虚质健康测评，与其他体质相比，阳虚质呈现为全身凉偏离，尤以腹部为甚。

2. 阳虚质面色柔白　古代医家多认为阳虚质"色白而肥"。如叶桂《温热论》云："如面色白者，须要顾其阳气，湿胜则阳微也。"表明面色白为判定阳虚质的重要特征。通过VISIA面部图像分析系统对阳虚质面部特征采集的生理指标检测分析，发现阳虚质面部皮肤细腻，毛孔不明显，色斑、痤疮较少，皮肤状态比其他体质好。符合阳虚质面色柔白色淡的特点。

3. 阳虚质生理功能减退　阳虚质因为阳气缺乏，表现为虚象特征，全身生理功能减退。相关研究表明，与平和质相比，阳虚质血液中的低密度脂蛋白、脂肪酸、乳酸含量均较低，说明其能量代谢水平偏低。在有关阳虚质内分泌及免疫功能的研究中，发现阳虚质与下丘脑-垂体-甲状腺轴、下丘脑-垂体-肾上腺轴功能减退，以及环核苷酸系统和免疫功能紊乱具有一定的关联性。阳虚质不但对外来致病因子的防御能力减弱，调节内源性致病因素的能力也存在障碍，这些易造成机体进入病理状态。阳虚质的生理功能减退也体现在睡眠上。《灵枢·口问》曰："阳气尽，阴气盛，则目瞑。"即阳气缺乏，阳不出阴，心神失养则嗜睡。经过床垫式睡眠状态监测系统对夜间睡眠参数的对比，发现阳虚质组的深睡期百分比降低，总睡眠时间接近睡眠正常范围的上限。表明阳虚质者相对嗜睡，而睡眠质量较差，醒后仍觉疲惫。

四、阴虚质

1. 定义　阴液亏少，以口燥咽干、手足心热等虚热表现为主要特征的体质类型。

2. 成因　先天不足，如孕育时父母体弱，或年长受孕，早产等，或后天失养，纵欲耗精，积劳阴亏，或曾患出血性疾病等。

3. 特征　①形体特征：体形偏瘦。②常见表现：手足心热，口燥咽干，鼻微干，喜冷饮，大便干燥，舌红少津，脉细数。③性情急躁，外向好动，活泼。④发病倾向：易患虚劳、失精、不寐等病，感邪易从热化。⑤对外界环境适应能力：耐冬不耐夏，不耐受暑、热、燥邪。

4. 体质分析　阴液亏少，机体失却濡润滋养，故体形偏瘦，平素易口燥咽干，鼻微干，大便干燥，舌少津，脉细；同时由于阴不制阳，阳热之气相对偏旺而生内热，故表现为一派虚火内扰的证候,可见手足心热,口渴喜冷饮。阴亏燥热内盛故性情急躁,外向好动,活泼。因内有虚热,发病多为热证,或易热化,不耐受暑、热、燥邪,耐冬不耐夏。阴虚失于滋润,故平素易患有阴亏燥热的病变,如虚劳、失精、不寐等。

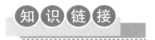

阴虚质特点研究

1. 阴虚质多见热象　《灵枢·刺节真邪论》曰:"阴气不足则内热。"《伤寒总病论》也载:"素有热者,多病阳盛阴虚之候。"说明阴虚质者机体阴液不足而出现热象。对比阴虚质与平和质外周血基因表达谱发现,阴虚质上调基因多为炎性细胞相关因子,提示阴虚质发生炎性反应较平和质为多,可能与阴虚质"内热"有关。应用红外热成像技术进行阴虚质健康测评,该体质人群常形体偏瘦,上下焦(肺、脾、肝、肾)热偏离,任脉热值大于零,手心、膻中穴热偏离。

2. 阴虚质面色潮红　阴虚质的皮肤特征为面色潮红,有烘热感,唇红易干。一项城市女性面部皮肤状态与中医体质的相关性研究发现,阴虚质在皮肤偏红者中最多。结合中医体质辨识方法与 Baumann 皮肤分类方法开展实验表明,阴虚质者多为敏感型皮肤,而敏感型皮肤中的玫瑰痤疮亚型皮肤多表现为皮肤反复出现潮红,面部红斑,自觉灼热。阴虚质人群的皮肤与该类型皮肤特征较为相似。

3. 阴虚质形体偏瘦　古代医家多认为阴虚质形体偏瘦。如《临证指南医案》曰:"瘦人阴不足。"又如《金子久专辑》云:"形瘦尖长,皮色憔悴,阴虚木火无疑。"据流行病学调查研究结果表明,阴虚质者多体型瘦长。代谢组学研究发现,与平和质相比,阴虚质者尿液中的肌酐含量显著下降,血液中丙氨酸含量减少。说明阴虚质者肌肉含量较少,能量代谢水平较低下,体型不健壮。这与古代医家对于阴虚质"形瘦色苍"的形体特征描述相一致。

4. 阴虚质呈现睡眠生理和神经内分泌系统异常　《灵枢·口问》曰:"阴气尽而阳气盛,则寤矣。"阴虚质由于阴精不足而阳相对亢盛的特征,在其睡眠状态及睡眠障碍的发生过程中具有一定的特异性。经过床垫式睡眠状态检测系统对夜间睡眠参数进行对比发现,阴虚质组的总睡眠时间、深睡期百分比和睡眠效率较正常减低,而浅睡期百分比和觉醒时间较正常增加,其总睡眠时间低于平和质组。表明阴虚质者易失眠,睡眠质量较平和质低。研究显示,阴虚质血清皮质醇和促肾上腺皮质激素(ACTH)显著降低,血清皮质酮稍微升高。说明阴虚质下丘脑-垂体-肾上腺轴功能紊乱,机体抵抗力和应激能力有下降趋势。此外,阴虚质血清游离甲状腺素(FT_4)水平下降显著,而血清游离三碘甲状腺原氨酸(FT_3)水平显著升高,促甲状腺激素(TSH)水平稍微升高。说明阴虚质下丘脑-垂体-甲状腺轴功能调节紊乱,而阴虚质者"内热"等诸多表现,可能与该轴调节紊乱、FT_3水平升高有关。

五、痰湿质

1. 定义　痰湿凝聚,以形体肥胖、腹部肥满、口黏苔腻等痰湿表现为主要特征的体质类型。

2. 成因　先天遗传,或后天过食肥甘。

3. 特征　①形体特征:体形肥胖,腹部肥满松软。②常见表现:面部皮肤油脂较多,多汗且黏,胸闷,痰多,口黏腻或甜,喜食肥甘甜黏,苔腻,脉滑。③心理特征:性格偏温和、稳重,多善于忍耐。④发病倾向:易患消渴、中风、胸痹等病。⑤对外界环境适应能力:对梅雨季节及湿重环境适应能力差。

4. 体质分析 痰湿泛于肌肤，则见体形肥胖，腹部肥满松软，面部皮肤油脂较多，多汗且黏；痰湿蕴结于上焦，则胸闷，痰多；痰浊上泛于口，则口黏腻或甜；舌苔白腻，脉滑，亦为痰湿内蕴之象。由于痰湿重浊，其人性格多偏温和、稳重，善于忍耐。痰湿蕴而化热，易导致消渴；痰湿内蕴、痰瘀互结，故易患中风、胸痹。痰湿内盛，同气相求，因此对梅雨季节及湿重环境适应能力差。

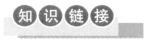

痰湿质特点研究

1. 痰湿质形体肥胖 《格致余论》载"肥人多痰""肥人湿多"。《丹溪治法心要》曰："肥白人多痰湿。"全国流行病学调查结果显示，与平和质相比，痰湿质者超重和肥胖的危险度均显著增高。

2. 痰湿质睡眠质量下降 《诸病源候论·鼾眠候》曰："鼾眠者，眠里喉咽间有声也……其有肥人眠作声者，但肥人气血沉厚，迫隘喉间，涩而不利，亦作声。"睡眠生理状态测评发现，痰湿质组的浅睡期百分比和觉醒时间较平和质增加，深睡期百分比和睡眠效率较正常降低，快速动眼期百分比在正常范围内偏低，睡眠呼吸暂停低通气指数（AHI）高于正常范围，最低血氧饱和度（LSaO₂）降低，提示痰湿质具有患睡眠呼吸暂停综合征（OSAHS）的倾向性，频繁的憋气使 AHI 升高，LSaO₂下降，而 OSAHS 是多种代谢性疾病的高风险因素，增加了痰湿质人群患代谢性疾病的风险。

3. 痰湿质呈现代谢紊乱特征 现代学者从生理生化、遗传转录、表观、终产物等层面展开痰湿质生物学基础研究，证实其未病状态下即呈现代谢紊乱倾向，相关分子表达异常早于糖脂代谢等临床指标。①微循环测评：测定肥胖人群痰湿质与非痰湿质红细胞钠离子（Na⁺）－钾离子（K⁺）－腺嘌呤核苷三磷酸（ATP）酶活性、甲皱微循环等。结果显示，痰湿质组与非痰湿质组相比，红细胞 Na⁺－K⁺－ATP 酶活性显著降低，异形管袢、血液流态异常显著升高。说明同为肥胖状态，痰湿质较非痰湿质在末梢循环方面存在异常，增加了其患心脑血管疾病的风险。②生化检测：生化检测提示，痰湿质无论肥胖与否，均呈现胰岛素抵抗（IR）、慢性低度炎症、氧化应激状态，且其发生要早于血脂、血压等临床检验指标的改变。③单核苷酸多态性研究：筛选出痰湿质 5 个相关基因共 6 个单核苷酸多态性（SNP）位点。相关基因功能为酶活性、固醇运载体活性等，参与糖异生途径、脂肪酸生物合成途径、胆固醇代谢过程、脂肪酸氧化、棕色脂肪细胞分化等。说明痰湿质呈现代谢紊乱的分子特征。④基因富集分析：进行痰湿质与平和质两组人群 mRNA 表达谱比较研究，共发现差异基因 157 个。差异基因通路分析结果显示，痰湿质可能存在 IR、PPAR 信号通路、脂肪酸延伸信号通路等经典代谢信号通路激活状态。⑤脱氧核糖核酸（DNA）甲基化：比较痰湿质和平和质外周血 DNA 甲基化表达水平，共筛选出 288 个 DNA 甲基化差异位点，这些差异位点可注释到 256 个基因，有 169 个高甲基化基因和 87 个低甲基化基因。其中有基因参与糖尿病过程，有基因与肥胖有关，有基因参与 IR。说明痰湿质存在代谢紊乱倾向分子表达。⑥代谢终产物检测：痰湿质的代谢终产物研究显示，与平和质相比，痰湿质血液中亮氨酸、缬氨酸、苏氨酸含量增多，异亮氨酸、组氨酸、葡萄糖、甘氨酸、丝氨酸、1－甲基组氨酸、酪氨酸含量降低；尿液中 2－羟基异丁酸、柠檬酸、二甲胺含量增多，瓜氨酸、牛磺酸、色氨酸、葫芦巴碱含量降低。说明痰湿质呈现能量代谢慢的现象，且糖代谢存在异常、脂蛋白代谢存在异常，更易患糖脂代谢性疾病，也更易出现动脉硬化。

六、湿热质

1. 定义 湿热内蕴，以面垢油光、口苦、苔黄腻等湿热表现为主要特征的体质类型。

2. 成因 先天禀赋，或久居湿地，喜食肥甘，或长期饮酒，湿热内蕴。

3. 特征 ①形体特征：形体中等或偏瘦。②常见表现：面垢油光，易生痤疮，口苦口干，身重困倦，大便黏滞不畅或燥结，小便短黄，男性易阴囊潮湿，女性易带下增多，舌质偏红，苔黄腻，脉滑数。③心理特征：容易心烦急躁。④发病倾向：易患疮疖、黄疸、热淋等病。⑤对外界环境适应能力：对夏末秋初湿热气候，湿重或气温偏高环境较难适应。

4. 体质分析 湿热泛于肌肤，则见形体偏胖，平素面垢油光，易生痤疮粉刺；湿热上溢，则口苦口干；湿热内阻，阳气被遏，则身重困倦；热灼血络，则眼筋红赤；热重于湿，则大便燥结；湿重于热，则大便黏滞；湿热下注，则阴囊潮湿，或带下量多；小便短赤，舌质偏红，苔黄腻，脉象滑数，为湿热内蕴之象。湿热化火扰心则容易心烦急躁。湿热郁于肌肤则易患疮疖；湿热蕴结肝胆，则易患黄疸；湿热郁而化火，则易患火热病证。湿热内盛之体，对湿环境或气温偏高，尤其夏末秋初湿热交蒸气候较难适应。

七、血瘀质

1. 定义 血行不畅，以肤色晦暗、舌质紫暗等血瘀表现为主要特征的体质类型。

2. 成因 先天禀赋，或后天损伤，忧郁气滞，久病入络。

3. 特征 ①形体特征：胖瘦均见。②常见表现：肤色晦暗，色素沉着，容易出现瘀斑，口唇暗淡，舌暗或有瘀点，舌下络脉紫暗或增粗，脉涩。③心理特征：易烦，健忘。④发病倾向：易患癥瘕及痛证、血证等。⑤对外界环境适应能力：不耐受寒邪。

4. 体质分析 血行瘀滞，则血色变紫变黑，故见肤色晦暗，色素沉着，容易出现瘀斑，口唇暗淡，舌暗或有瘀点，舌下络脉紫暗或增粗，脉涩。瘀血内阻，气血不畅，故心情易烦，健忘。瘀血阻滞凝结，不通则痛，血不循经而外溢，因此易患癥瘕、痛证、血证。寒性收引，因此血脉不畅者更不耐受寒邪。

八、气郁质

1. 定义 气机郁滞，以神情抑郁、忧虑脆弱等气郁表现为主要特征的体质类型。

2. 成因 先天遗传，或因精神刺激、暴受惊恐、所欲不遂、忧郁思虑等。

3. 特征 ①形体特征：形体瘦者为多。②常见表现：神情抑郁，情感脆弱，烦闷不乐，舌淡红，苔薄白，脉弦。③心理特征：性格内向不稳定，敏感多虑。④发病倾向：易患脏躁、梅核气、百合病及郁证等。⑤对外界环境适应能力：对精神刺激适应能力较差，不适应阴雨天气。

4. 体质分析 由于情志不畅、气机郁滞，因此平素多神情抑郁、情感脆弱、烦闷不乐。情志内郁，故性格内向不稳定、敏感多疑，易患脏躁、梅核气、百合病及郁证等病证，对精神刺激适应能力较差，不喜欢会导致情绪低沉的阴雨天气。

九、特禀质

1. 定义 禀赋不耐，以过敏反应等为主要特征的一种体质类型。

2. 成因　先天禀赋不耐、遗传等，或环境因素、药物因素等。

3. 特征　①形体特征：一般无特殊。②常见表现：常见哮喘、风团、咽痒、鼻塞、喷嚏等。③心理特征：容易伴随焦虑紧张。④发病倾向：易患哮喘、荨麻疹、花粉症及药物过敏等。⑤对外界环境适应能力：适应能力差，对易致敏季节适应能力差，易引发宿疾。

4. 体质分析　由于先天禀赋、环境因素和药物因素等的不同影响，特禀质的形体特征、心理特征、常见表现、发病倾向等方面存在诸多差异。

第三节　体质辨识的工具与方法

辨识体质类型，需要能够对其进行科学判定的测量工具。目前最常用的方法是量表辨识，已开发成人版、儿童版、老年版等不同年龄阶段量表，以及日文、英文、韩文等不同语种量表和简易版量表，以适用于不同人群或开展更便捷的简易辨识。临床结合专业人员人工核对和辨识，会更为准确。此外，对兼夹体质辨识方法、多维度体质辨识、三维体质模型等前沿辨识技术也进行了探索研究。

一、中医体质量表的编制

（一）不同年龄阶段中医体质量表编制

编制中医体质量表和制定标准的目的，是应用量表测评的方法，对中医体质类型进行科学评价和量化分类，对被测者做出体质分类或体质类型的倾向性判定。以下对成年人（18～64岁）、小儿（7～14岁）、老年人（65及岁以上）三个年龄阶段的中医体质量表及成人版《中医体质量表》的判定标准进行介绍（附录1－3）。

1. 成人版《中医体质量表》与判定标准

（1）量表的编制　从中医体质类型的内涵入手，按照量表编制的方法和程序，编制了由平和质、气虚质、阳虚质、阴虚质、痰湿质、湿热质、血瘀质、气郁质、特禀质9个亚量表组成的中医体质量表（附录1）。以下对成年人《中医体质量表》的编制进行详细介绍。

1）条目库形成：体质类型的概念主要包括形态特征、生理特征、心理特征、适应能力等方面的内容。在量表编制过程中力求符合体质的概念框架，抽取反映各体质类型特征的代表性、特异性的问题，作为量表构成的基本内容。在充分理解体质类型概念的内涵基础上，基于中医体质专家的研究和临床经验、相关文献检索、焦点小组讨论，整理成103个项目的条目库。条目库包括了9种体质类型的特征性问题。

2）条目精选：经专题小组讨论，对条目库中的备选指标进行取舍和提出评价意见，筛选、删除或者合并重复条目，对多含义的条目进行拆分，按照尽可能少而精的原则，选择代表性、判别性较好的项目，形成适于自评的中医体质量表初选条目78条。

3）问题形成：将精选的一个个条目拟定问题形式，如将"疲乏"这个问题做成了"您容易疲乏吗？"这样的具体形式。量表中尽量使条目通俗易懂，避免使用一般人难以理解的中医术语。

4）评价形式：量表的条目形式使用了已被国际上大多数学者认可，并得到了广泛应用的5阶段（1～5）的Likert Scale等级评价形式。如："您容易疲乏吗？"，从"1根本不，2很少，3有时，4经常，5总是"5阶段评价中，选择一个最吻合的答案。

5）条目组合：将筛选的9种不同体质类型条目，按照同类项目排列在一起的方法重新组合，组成一个综合的量表。

6）计分方法：量表条目采用 1~5 分 5 段计分法。

7）测定时间确定：关于测定期间考虑到体质具有相对稳定的特性，测定期间设定为 1 年。

8）量表形成：通过四次预调查对量表进行了删除、合并、补充、修订，最终形成 60 个条目的量表。

9）信度检验：9 个亚量表的 Cronbach's 系数均为 0.7 以上，重测信度为 0.77~0.90，说明各体质亚量表具有较好的信度。

10）效度检验：以简明健康状况调查问卷（SF – 36）作为效标，进行效标效度的评价。结果显示，平和质得分与 SF – 36 总分为 0.58 的正相关，各偏颇体质类型得分与 SF – 36 总分是 – 0.54~ – 0.38 的负相关。

11）区分效度：将调查对象按身体质量指数（body mass index，BMI）分为肥胖者组和非肥胖者组，进行中医体质量表各亚量表得分的比较分析。结果显示，痰湿质、气虚质、阳虚质得分的平均数差异，统计检验有显著意义。肥胖者组痰湿质（$P < 0.001$）、气虚质（$P < 0.001$）得分明显高于非肥胖者组。与中医学"肥人多痰""人之肥者气必虚"的理论相符。非肥胖者组阳虚质（$P < 0.05$）得分明显高于肥胖者组，说明阳虚质在非肥胖者组多见。研究结果表明，中医体质量表具有较好的区分效度。

成人版《中医体质量表》突出了如下特点：①量表充分体现中医体质类型内涵：在中医体质理论指导下，从体质内涵包括的形态结构、生理功能、心理特征和适应能力等方面提取出易于自评的有代表性的条目，保证了量表结构的合理性、内容的完整性、条目的代表性，是一个有充分依据的体质量表。②量表采取自评形式：在填写方式上以自评为主，更易于推广。文化程度较低等原因无法自评时，可由测试者逐条询问，由被测者按自己的主观感受和标准进行评价。③量表采用标准化计分方式：将被测者的主观信息进行量化评分，易于操作，便于比较，既能对个体的体质倾向性进行判定，又能对人群的体质分布情况做出评价。而且，量表对评价指标的理论假设具有一定的全面性、科学性，研究的步骤和构想比较客观、合理，量表的实用性、再现性、亚量表内部一致性的性能评价获得了良好的结果。另外，与 SF – 36 比较也显示了较好的效标效度。因此，中医体质量表作为中医体质分类测量工具是适宜的，能够在一定程度上对人群及个体的体质进行量化评价。

（2）量表得分的计算过程与方法　中医体质量表 9 个亚量表的各个条目是没有、偶尔、有时、经常、总是 1~5 分的 5 阶段计分法，每个条目原始最低分是 1 分，最高分是 5 分，大多数条目为 1~5 分正向计分，少数条目以 5~1 分逆向计分。其中，有部分条目在两种体质类型中计分，如"您容易疲乏吗？"平和质（逆向计分）和气虚质（正向计分）两个亚量表中计分。

各个亚量表分别计算分数，9 个亚量表各个条目相加分别得到 9 种体质类型的原始得分，再转化为标准分数。各个亚量表的转化分数为 0~100 分，分数越高，该体质倾向越明显。

具体的计算过程如下：①根据各个亚量表的填写情况计算每一个体质类型的原始分数。原始分数 = 每个条目分值相加。②根据计算出的原始分数，按照下方的公式分别计算出每种体质类型的转化分数。

$$转化分数 = [（原始分 - 条目数）/（条目数 \times 4）] \times 100$$

注意：各亚量表转化分数为 0~100 分；标"＊"的条目均需要进行反向计分后，再按照上面的步骤分别计算原始分数及转化分数。

例 1：某人根据近一年的体验和感受，其平和质亚量表的填表情况如表 7 – 1。首先计算平和质的原始分数：平和质原始分数 = 2 + 2 + 2 + 4 + 1 + 3 + 3 + 3 = 20，然后根据原始得分计算平和质的转化分：平和质的转化分数 = ［（20 - 8）／（8 × 4）］× 100 = 37.5，所以最终此人平和质的转化分为 37.5 分。

表 7 - 1　平和质亚量表（A 型）

请根据近一年的体验和感觉，回答以下问题。	没有 （根本不）	很少 （有一点）	有时 （有些）	经常 （相当）	总是 （非常）
（1）您精力充沛吗？	1	②	3	4	5
（2）您容易疲乏吗？ *	1	2	3	④	5
（3）您说话声音低弱无力吗？ *	1	2	3	④	5
（4）您感到闷闷不乐、情绪低沉吗？ *	1	②	3	4	5
（5）您比一般人耐受不了寒冷（冬天的寒冷，夏天的冷空调、电扇等）吗？ *	1	2	3	4	⑤
（6）您能适应外界自然和社会环境的变化吗？	1	2	③	4	5
（7）您容易失眠吗？ *	1	2	③	4	5
（8）您容易忘事（健忘）吗 *	1	2	③	4	5

注：标有 * 的条目需要先逆向计分，即：1→5，2→4，3→3，4→2，5→1，再用公式计算转化分。

例 2：某人根据近一年的体验和感受，其气虚质亚量表的填表情况如表 7 - 2。首先计算气虚质的原始分数：气虚质原始分数 = 4 + 4 + 2 + 5 + 4 + 5 + 5 + 3 = 32，然后根据原始得分计算气虚质的转化分：气虚质的转化分数 = ［（32 - 8）／（8 × 4）］× 100 = 75，所以最终此人气虚质的转化分为 75 分。

表 7 - 2　气虚质亚量表（B 型）

请根据近一年的体验和感觉，回答以下问题。	没有 （根本不）	很少 （有一点）	有时 （有些）	经常 （相当）	总是 （非常）
（1）您容易疲乏吗？	1	2	3	④	5
（2）您容易气短（呼吸短促，接不上气）吗？	1	2	3	④	5
（3）您容易心慌吗？	1	②	3	4	5
（4）您容易头晕或站起时晕眩吗？	1	2	3	4	⑤
（5）您比别人容易患感冒吗？	1	2	3	④	5
（6）您喜欢安静、懒得说话吗？	1	2	3	4	⑤
（7）您说话声音低弱无力吗？	1	2	3	4	⑤
（8）您活动量稍大就容易出虚汗吗？	1	2	③	4	5

（3）判定标准　基于量表制定《中医体质分类与判定》标准，将平和质的判定结果分为"是""基本是"和"否"，将偏颇体质的判定结果分为"是""倾向是"和"否"。各体质类型的判定是依据中医体质量表计分结果的转化分数进行（表 7 - 3）。

平和体质的判定：平和质转化分 ≥ 60 分且 8 种偏颇体质转化分均 < 30 分时，判定为"是"；平和质转化分 ≥ 60 分，其他 8 种偏颇体质转化分均 < 40 分并 ≥ 30 分时，判定为"基本是"；否则判定为"否"。

偏颇体质的判定：偏颇体质转化分 ≥ 40 分，判定为"是"；偏颇体质转化分为 30 ~ 39 分，判定为"倾向是"；偏颇体质转化分 < 30 分，判定为"否"。见表 5 - 3。

例 1：某人的各类型体质的得分经转化后如下：平和质 85，气虚质 23，阳虚质 18，阴虚质

8，痰湿质25，湿热质17，气郁质13，血瘀质8，特禀质0。平和质转化分≥60分且其余8种偏颇体质转化分均<30分，符合平和质的判断标准，判定为平和质。

例2：某人的各类型体质的得分经转化后如下：平和质65，气虚质33，阳虚质15，阴虚质6，痰湿质28，湿热质23，气郁质16，血瘀质12，特禀质5。平和质转化分≥60分，但气虚质的得分≥30分并<40分，所以此人的体质类型判定为基本是平和质，但具有气虚质倾向。

例3：某人的各体质类型的得分经转化后如下：平和质72，气虚质33，阳虚质55，阴虚质11，痰湿质28，湿热质23，气郁质13，血瘀质8，特禀质3。虽然此人的平和质转化分≥60分，但阳虚质的得分≥40分，所以此人非平和质。

例4：某人的各体质类型的得分经转化后如下：平和质33，气虚质35，阳虚质25，阴虚质23，痰湿质85，湿热质36，气郁质16，血瘀质10，特禀质18。此人的痰湿质的得分≥40分，所以此人的体质类型判定为痰湿质。

例5：某人的各体质的得分经转化后如下：平和质15，气虚质53，阳虚质86，阴虚质18，痰湿质37，湿热质35，气郁质33，血瘀质20，特禀质37。此人的阳虚质、气虚质的得分均≥40分，所以此人的体质类型判定为阳虚兼气虚质。

表7-3 成人版九种体质判定标准表

体质类型	条件	判定结果
平和质	转化分≥60分 其他8种体质转化分均<30分	是
	转化分≥60分 其他8种体质转化分均<40分并≥30分	基本是
	不满足上述条件者	否
偏颇体质	转化分≥40分	是
	转化分30～39分	倾向是
	转化分<30分	否

2. 儿童版《中医体质量表》 以成人版《中医体质量表》为基本框架，充分考虑我国7～14岁儿童体质特点及学习生活特点，借鉴古籍中关于儿童体质的文献资料，编制《7～14岁儿童中医体质量表》。通过访谈调查儿童对量表条目的理解程度、适用情况及是否存在条目的理解误区等情况，结合两次预调查，编制终版《7～14岁儿童中医体质量表》（附录2）。该量表由9个亚量表、51个条目组成，其中平和质亚量表包含5个反向计分条目。总量表Crombach's α系数为0.865，9个亚量表（气虚质、阳虚质、阴虚质、痰湿质、湿热质、血瘀质、气郁质、特禀质及平和质）Crombach's α系数在0.600～0.774之间，内部一致性信度理想。

《7～14岁儿童中医体质量表》适用于儿科医生、科研人员及相关管理人员开展儿童与体质相关的临床实践及科研工作，为儿童的体质辨识提供标准，为评估我国儿童的健康状态提供服务。

3. 老年版《中医体质量表》 《老年人中医体质量表》是在成人版《中医体质量表》的基础上，根据老年的生理与心理特点构建而成的一款简短版的中医体质量表。为保证量表结构的完整及实用性，简化后的中医体质量表仍保留9个亚量表（平和质、气虚质、阳虚质、阴虚质、痰湿质、湿热质、血瘀质、气郁质、特禀质），各亚量表最少保留3～4个条目，合计共33个条目组成。总Crombach's α系数为0.801，各亚量表的Crombach's α系数均>0.600。分半信度为

0.552～0.848，提取9个公因子的累计贡献率67.95%，具有较好的信度和效度，符合老年人体质特征。《老年人中医体质量表》（附录3）可作为测量老年人群体质的有效工具并推广使用。该量表被纳入国家卫生健康委员会、国家中医药管理局公共卫生规范服务体系。

（二）不同语种中医体质量表开发

1. 日文版《中医体质量表》　按照外文量表开发为本国语言顺翻译和逆翻译的标准化程序，将中文成人版《中医体质量表》翻译为日文版。信度评价结果显示，9个亚量表的内部一致性Cronbach's α系数为0.65～0.79，重测信度为0.79～0.88，各个条目的加权Kappa系数是0.41～0.81。以SF-36为效标，结果显示平和质与SF-36总分为0.46的正相关，各偏颇体质类型与SF-36总分为-0.50～-0.35的负相关。日文版《中医体质量表》的开发，为日本人的体质辨识提供了一个标准化的工具，对开展日本一般人群的中医体质流行病学调查，评价日本人群的体质类型、研究体质与疾病相关性、进行中日体质比较研究具有重要的现实意义。

2. 英文版《中医体质量表》　按照跨文化外文量表编制的标准化程序，将中文成人版《中医体质量表》经过顺翻译、逆翻译、专家审核、数据分析等过程，开发了英文版《中医体质量表》并用此量表开展了对美加籍高加索人群的调查分析。信度评价结果显示，总量表Cronbach's α系数为0.864，重测信度0.875，分半信度为0.917；各亚量表的Cronbach's α系数在0.50～0.81之间，内部一致性信度较好。以SF-36为校标进行校标效度评价，Pearson系数为0.54，平和质与SF-36总分呈0.54正相关，其他偏颇体质与SF-36总分呈-0.46～-0.28相关。结构效度提取21个公因子，对量表的累积贡献率为71.56%，各亚量表累积贡献率70.18%～79.57%。英文版《中医体质量表》的开发，对于开展非亚裔人群的中医体质流行病学调查，评价欧美人群的体质类型，进行体质与疾病相关性的中西方比较研究等具有重要的意义。

3. 韩文版《中医体质量表》　按照跨文化外文量表编制的标准化程序，对中文成人版《中医体质量表》经过顺翻译→预调查→修订的过程，保留52个顺翻译条目，修订8个条目；在顺翻译→回译→修订的过程中，保留36个顺翻译条目，修订24个条目，开发出韩文版《中医体质量表》，平均填写时间8.87min，内部一致性信度总量表Cronbach's系数为0.943，各亚量表Cronbach's系数在0.45～0.82之间，分半信度为0.887，因子分析中提取公因子累计贡献率为65.54%，总体量表和各亚量表的内部一致性信度、分半信度、结构效度等均较好，接受度良好，可作为良好的体质工具在韩国推广使用。韩文版《中医体质量表》的开发，为开展韩国人群中医体质调查提供了工具，促进了中韩体质医学的比较研究和相互借鉴应用。

（三）简易版中医体质量表开发

对成人版《中医体质量表》条目进行分析和筛选，通过不同条件和权重组合，选择并保留每个体质亚量表最重要的3个条目，组成简易版《中医体质量表》，命名为《王琦九种中医体质量表（简易版）》（附录4）。

性能评价显示：①可行性：量表的平均完成时间为4.23±3.492min，最小值为1min，最大值为25min。②信度：总量表的Cronbach's α系数和基于标准化项的Cronbach's α系数均为0.856。内部一致性信度中，9个亚量表（平和质、气虚质、阳虚质、阴虚质、痰湿质、湿热质、血瘀质、气郁质、特禀质）的Cronbach's α系数在0.510～0.800之间；基于标准化项的Cronbach's α系数在0.523～0.802之间。9个亚量表的分半系数为0.509～0.818。间隔14天的重测信度方面，Spearman相关系数为0.638～0.851。③效度：因子分析结果显示，总量表基于特征值>1提取公因子，自然提取 8 个公因子，解释累计方差贡献率为 61.294%；各亚量表均可提取 1 个主成分，除特禀质外，均可解释 50% 以上公因子方差贡献率，最高可解释 71.932% 的方差贡献率；区分效度显示，肥胖组和非肥胖组在痰湿质、湿热质得分差异具有统计学意义；效标效度显示，《王琦九种中医体质量表（简易版）》各体质与 SF‐36 各维度均相关。除健康变化（HT）维度外，平和质与 SF‐36 各维度均为正相关，其他 8 种偏颇体质均为负相关。

二、兼夹体质判定方法

兼夹体质是指同一人体同时具有两种及以上体质特征的体质类型，在临床中较为常见。如何合理地判定和分析兼夹体质，是亟待解决的问题。

（一）雷达图法

雷达图（radar chart）是一种能对多变量资料进行综合分析的图形，是一种数据表征的技术，适合在二维平面上直观形象地反映多个指标的变动规律，可用于兼夹体质的判定。

1. 具体制作方法 若有 N 个维度的评价指标，则将整个圆（360°）作 N 等分，每个等分位置划一条半径，构造成 N 个数轴。然后，在每一单向轴（每个评价指标）上根据水平级数进行等分（如五分制、百分制等）。对每个样本来说，分别将 N 个观察值点映射到相应轴的位置上去，连接起来就成了这个样本的雷达图。在兼夹体质判断中，需要对多种信息进行综合分析，做出体质的辨识。雷达图可用作多指标的数量比较和描述，故雷达图的使用对兼夹体质的判定具有重要价值。

2. 兼夹体质判定的雷达图分析方法 ①应用中医体质量表对个体进行调查，计算出平和质、气虚质、阳虚质、阴虚质、痰湿质、湿热质、血瘀质、气郁质、特禀质 9 种体质类型的得分。②根据《中医体质分类与判定》标准，判定个体体质类型是属于平和体质还是偏颇体质。③如判定为偏颇体质，进一步应用雷达图帮助我们直观地表征其气虚质、阳虚质、阴虚质、痰湿质、湿热质、血瘀质、气郁质、特禀质 8 个亚量表指标和相应的得分水平。在雷达图轴向上，偏颇体质倾向较强者具有较长的射线段。图 7‐1 就是描述了两个不同个体在 8 种偏颇体质的分析中表现出来的总体情况（左图为阳虚兼气虚质，右图为气虚兼阳虚质）。

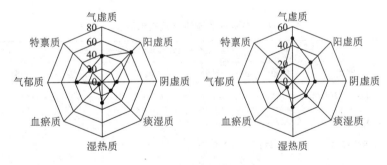

图 7‐1 中医体质类型得分雷达图

（二）交叉表法

运用统计学中交叉表的表现形式，对平和质与 8 种偏颇体质的交叉频数、8 种偏颇体质相互之间的交叉频数进行统计，可以较好地反映"基本是平和质"与"基本是偏颇体质"的兼夹情况、每两种偏颇体质的兼夹情况，适用于两种体质兼夹的大样本人群数据分析。

操作方法　①单个因子考察：先对每个观察对象的 9 种体质标准分分别进行分级（1 = 是，2 = 基本是，3 = 否），考察单个体质因子的分级情况。②得出平和质与 8 种偏颇体质的交叉表，以及每两种偏颇体质的交叉表，考察每两种体质之间的兼夹情况。表 7 - 4、7 - 5 和 7 - 6 分别示意了 974 例体质调查数据中单个体质因子的分级情况、平和质与 8 种偏颇体质的交叉表和每两种偏颇体质交叉表。

表 7 - 4　9 种中医体质分级情况

体质类型	体质分级的分布情况（例）			体质类型	体质分级的分布情况（例）		
	是	基本是	否		是	基本是	否
平和质	220	229	525	湿热质	142	158	674
气虚质	245	252	477	血瘀质	92	160	722
阳虚质	250	180	544	气郁质	153	238	583
阴虚质	178	228	568	特禀质	49	90	835
痰湿质	114	160	700				

表 7 - 5　平和质与 8 种偏颇体质交叉表

平和质分级	气虚质分级/例			阳虚质分级/例			阴虚质分级/例			痰湿质分级/例		
	1	2	3	1	2	3	1	2	3	1	2	3
是	0	0	220	0	0	220	0	0	220	0	0	220
基本是	0	102	127	0	64	165	0	66	163	0	30	199
否	245	150	130	250	116	159	178	162	185	114	130	281

平和质分级	湿热质分级/例			血瘀质分级/例			气郁质分级/例			特禀质分级/例		
	1	2	3	1	2	3	1	2	3	1	2	3
是	0	0	220	0	0	220	0	0	220	0	0	220
基本是	0	40	189	0	28	201	0	57	172	0	17	212
否	142	118	265	92	132	301	153	181	191	49	73	403

表 7 - 6　每两种偏颇体质兼夹情况交叉表

体质类型	两两相互兼夹的体质类型/例						
	气虚	阳虚	阴虚	痰湿	湿热	血瘀	气郁
阳虚	134（326）						
阴虚	104（299）	89（265）					
痰湿	83（224）	73（184）	62（198）				
湿热	73（222）	66（205）	68（210）	58（189）			
血瘀	64（202）	54（186）	48（196）	45（152）	33（144）		
气郁	93（302）	76（256）	66（258）	59（193）	54（193）	46（184）	
特禀	36（110）	28（100）	27（105）	16（79）	14（70）	18（75）	20（92）

　　注：括号外数字为两种体质均"是"的例数，括号内数字为两种体质"是""基本是"相兼的总例数。如气虚质、阳虚质均"是"134 例，气虚质"是"、阳虚质"基本是"54 例，气虚质"基本是"、阳虚质"是"63 例，气虚质、阳虚质均"基本是"75 例，故气虚质、阳虚质相兼共 326 例。

（三）数字代码法

将每个观察对象的 9 种体质类型的标准分进行分级，然后转换成一个 9 位数的三进制代码，再统计每种代码的频数，从而可对大样本人群的体质类型进行判定，这种代码包含体质的兼夹信息，适用于 3 种及以上兼夹体质的统计。

操作方法 首先依据判定标准将每个样本的每种体质进行分级（1 = 是，2 = 基本是，3 = 否），按照平和质分级 $\times 10^8$ + 气虚质分级 $\times 10^7$ + 阳虚质分级 $\times 10^6$ + 阴虚质分级 $\times 10^5$ + 痰湿质分级 $\times 10^4$ + 湿热质分级 $\times 10^3$ + 血瘀质分级 $\times 10^2$ + 气郁质分级 $\times 10$ + 特禀质分级 $\times 1$，计算每个样本的体质代码（均为 9 位数，每个数位的数字只能是 1、2、3 中一种，从左至右分别代表平和质、气虚质、阳虚质、阴虚质、痰湿质、湿热质、血瘀质、气郁质、特禀质），通过分析得到兼夹体质的频数分布情况，并形成频数分布柱状图。表 7 - 7 示意了 974 例体质调查数据中三进制代码频数排在前 40 位的体质类型分布。图 7 - 2 示意了不同体质类型三进制代码频数分布柱状图。

表 7 - 7 频数排在前 40 位的体质类型频数分布

代码	频数	代码	频数	代码	频数	代码	频数
133333333	220	233333333	7	311111111	4	311111122	3
223333333	37	321333333	7	311111113	4	311333313	3
233233333	21	311111213	6	311233323	4	312333323	3
233333323	21	223333323	5	313233333	4	312333333	3
232333333	20	233333233	5	331332333	4	313233323	3
331333333	15	311333333	5	222233332	3	321332333	3
222333333	11	333133333	5	223322333	3	323333323	3
233332333	9	333333313	5	223323333	3	323333333	3
313333333	9	223233323	4	232233333	3	332133333	3
233323333	7	233333332	4	232333323	3	333331333	3

注：代码中从左向右数字依次代表平和质、气虚质、阳虚质、阴虚质、痰湿质、湿热质、血瘀质、气郁质、特禀质；1 代表"是"，2 代表"基本是"，3 代表"否"；例如 133333333 代表平和质，233323333 代表"基本是"痰湿质，232333323 代表"基本是"阳虚质兼气郁质。

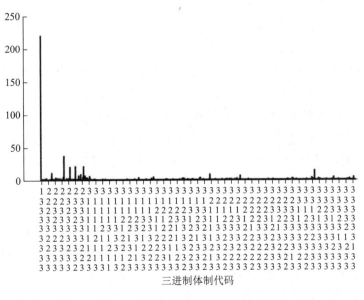

图 7 - 2 不同体质类型频数分布柱状图

扫一扫，看王琦教授介绍人工体质辨识技巧视频

三、人工体质辨识方法

人工体质辨识是指通过望闻问切的诊察手段，确认受访者长期存在的形态、生理、心理、适应能力等各维度的状态，综合判定受访者的体质类型。人工辨识适用于医务工作者，属于他评，不同于量表的自评。

四、体质辨识技术研究

王琦率领中医体质研究团队运用人脸识别、远红外、睡眠生理参数、免疫遗传、单核苷酸多态性、转录组、代谢组等多种现代手段，对九种体质进行了宏微观描绘；同时开展了体质特征计算机三维模拟，在体质的多维度辅助客观辨识及可视化领域开展了积极探索。

1. 宏观面部特征角度 采用自动人脸检测和关键点定位采集九种体质面部特征，分析不同体质人群人脸图像颜色（RGB 色彩空间和 Lab 色彩空间）和纹理特征［局部二值模式（Local binary patterns，LBP）和方向梯度直方图（Histogram of Oriented Gradient，HOG）］，发现纹理特征和 Lab 色彩空间能够很好地进行体质分类，可用于辅助体质辨识。

2. 生理角度 发现不同体质睡眠生理参数不同。如阴虚质总睡眠时间、深睡期百分比和睡眠效率较正常减低，而浅睡期百分比和觉醒时间较正常增加，并可见体动；痰湿质组的浅睡期百分比和觉醒时间较正常增加，深睡期百分比和睡眠效率较正常降低，睡眠呼吸暂停低通气指数高于正常范围，血氧饱和度降低，与体质临床内涵一致。

3. 遗传角度 发现人白细胞抗原（HLA）II 多态性与中医体质有关，痰湿质在 HLA - A11、B12、B5、B35、B40 这 5 个位点上，其基因频率和抗原频率显著高于非痰湿质。具有 HLA - B12 抗原的人，其肥胖的发生率是没有该抗原者的 3.868 倍。经统计学处理，其中 HLA - B40 有显著性差异，说明痰湿质与该抗原有关联。提示痰湿质存在免疫遗传学基础。发现平和质、阴虚质、阳虚质和痰湿质代谢相关基因如 PPARD、PPARG 及 apM1 的单核苷酸多态性和单倍型可能是中医体质分类的遗传基础；阳虚质中 PPARD rs2267669 和 rs2076167、apM1 rs7627128 和 rs1063539，阴虚质中 PPARG Pro12Ala 和痰湿质中 PPARD rs2076167、apM1 rs266729 和 rs7627128 呈偏态分布；阴虚质 PPARG Hap13、阳虚质 apM1 Hap25、痰湿质 PPARD Hap2 和 PPARG Hap14 的频率与平和质组有显著差异，提示可能是群体相关的单倍型。

4. 转录组角度 证实阳虚质、阴虚质和平和质在 mRNA 表达谱上无监督可分，序列聚类分析发现 DGAT2、ACSL1、ABCA1 等关键脂质代谢基因在阴虚质和阳虚质中分别下调和上调。

如上研究，为通过客观手段进行体质的多维度辅助辨识奠定了基础。

此外，研究团队利用多媒体技术、计算机图形学等，研制了三维中医体质模型，实现了对体质外部细节特征的视觉描述与动态展现，建立了直观、准确、细致的表现人体体质综合外部特征的人体模型，为体质特征模型化、体质辨识的推广普及和体质学教学提供了视觉手段（书末彩图 7-1 至彩图 7-9）。

研究团队还以体质辨识为主题词在中国知网等数据库进行检索，发现体质辨识不仅广泛应用于中医学、中药学等中医药类学科，还应用到了中西医结合、临床医学、妇产科学、儿科学、特种医学、军事医学与卫生学等医学学科，病种不仅涉及中医常见病，西医常见病如代谢性疾病、心脑血管疾病、肿瘤疾病、神经病，还覆盖了妇科疾病、老年性疾病、儿科疾病、感染性疾病及传染病等 300 多个病种；不仅涵盖医学领域学科，还广泛应用于生物、体育、数学、高等教育、互联网、自动化技术、电信技术、环境科学与资源利用等领域。

【学习小结】

体质辨识，是指以人的体质为认知对象，从体质状态及不同体质分类的特性，把握其健康与疾病的整体要素与个体差异，从而为制定防治原则，选择相应的治疗、预防、养生方法奠定基础。人是一个有机的整体，对人的体质判断要遵循整体性原则、形神结合原则和四诊合参原则，从整体观点出发，全面审查其神、色、形、态、舌、脉等体征及性格、饮食、二便等情况，从形态结构、生理特征、心理特征和适应能力等四个维度进行综合分析，得出判定结果。

辨识体质类型，主要是依据不同体质上述四个维度的特征，经过综合分析，将其归为不同体质类型的思维与实践过程。本章重点介绍 9 种基本体质类型（平和质、气虚质、阳虚质、阴虚质、痰湿质、湿热质、血瘀质、气郁质、特禀质）的特征和辨识要点。

本章还进一步介绍了系列体质辨识方法。目前最常用的辨识方法是量表辨识，已开发成人版、儿童版、老年版等不同年龄阶段量表，日文、英文、韩文等不同语种量表及简易版量表，以适用于不同人群或开展更便捷的简易辨识。此外，对兼夹体质辨识方法、多维度体质辨识、三维体质模型等前沿辨识技术也进行了探索研究。

【思考题】

1. 体质辨识应遵循哪些原则？
2. 体质辨识重点诊察哪些方面的内容？
3. 兼夹体质的判定有哪些方法？分别适用于什么类型的兼夹体质判定？

第八章

体质与治疗

扫一扫，看
本章课件

学习目的

1. 掌握　辨体论治的意义及其临床应用；辨体－辨病－辨证诊疗模式及其临床应用。
2. 熟悉　体质与治疗原则；体质与康复。
3. 了解　调体宜忌；体质与治疗反应。

学习要点

1. 体质与治疗原则的三点准则。
2. 辨体论治的意义，辨体－辨病－辨证诊疗模式的概念及其临床应用。
3. 体质与方药、针刺的耐受性、反应性。
4. 调体康复的原则与方法。

　　体质是影响疾病和证候形成的重要因素，体质在疾病的发生、发展、转归的过程中起着重要作用。患者的体质是中医临床立法处方用药的重要客观依据之一。本章主要讨论体质与治则、辨体论治、辨体－辨病－辨证诊疗模式、体质与治疗反应、体质与康复等内容。

第一节　体质与治则

　　治则，是治疗疾病时所必须遵循的基本原则，它是在整体观念和辨证论治精神指导下而制定的，是临床立法、遣方、用药的依据，对疾病治疗具有普遍指导意义。因人制宜是中医治病的重要原则，在治疗中，立法处方用药要考虑到致病因素和体质状态，既要有效治疗疾病，调整纠正偏颇体质，又要避免针药对体质的不良影响，使机体从病理状态恢复到生理状态，以达到治疗的目的。

一、治病求本，本于体质

　　体质在治疗学上的意义突出体现在"治病求本"的治疗原则上。"治病求本"就是抓住疾病的本质进行治疗。清·喻昌《医门法律·申明〈内经〉法律》云："故凡治病者，在必求于本，或本于阴，或本于阳，知病所由生，而直取之，乃为善治。"说明治病求本即是求其阴阳动静失衡的倾向性而治，而阴阳偏颇、证候表现无不关系于体质。因此从某种意义上说，治本即是"治体"。

　　辨体论治是"治病求本"的具体体现和运用。调节体质、改善体质对疾病的治疗起着重要的作用。如中医治疗疮疡，其局部红、肿、热、痛，应清热解毒。但对某些体虚而疮疡难愈者，须用补虚托毒的方法才能取效。此外，调理体质也可预防或减轻某些体质的易发病，如用玉屏风散可预防或减轻气虚质之感冒。

二、因人施治，权衡制宜

因人制宜实指"因体质制宜"，即根据年龄、性别、禀赋、生活习惯、地理环境等因素形成的不同体质进行治疗。徐大椿《医学源流论·病同人异论》指出："天下有同此一病，而治此则效，治彼则不效，且不惟无效而反有大害者，何也？则以病同而人异也。夫七情六淫之感不殊，而受感之人各殊，或气体有强弱，质性有阴阳，生长有南北，性情有刚柔，筋骨有坚脆，肢体有劳逸，年力有老少，奉养有膏粱藜藿之殊，心境有忧劳和乐之别，更加天时有寒暖之不同，受病有深浅之各异。"说明人之体质不同，即使病同，治也有宜于此而不宜于彼者，应因人而施治。

不同个体在形体、心理上都有各自的禀赋特点，因而有强弱之异、偏寒偏热之殊、阴阳盛衰之别，故在防治疾病过程中要考虑到患者的体质特点。如邪盛体实者治以泻法，体弱邪微者治以补法，从阴化寒者治以温通，从阳化热者治以清泄，处处兼顾其素禀特点。再如对虚人感冒，在扶正解表治法的基础上，对于气虚者宜益气解表，用人参败毒散；阳虚者宜温阳解表，用麻黄细辛附子汤。临证治病必须审度患者的体质，权衡强弱而治，做到"因人制宜"。

三、同病异治，异病同治

"同病异治"和"异病同治"常常取决于体质的异同。当不同体质的人患同一种疾病时，可能表现为不同的证，应采取不同的治法，谓之"同病异治"；反之，当相同体质的人患不同疾病时，可能表现为相同的证，应采取相同的治法，谓之"异病同治"。

如相同的环境、相同的时令，同感风寒而致咳嗽、咯痰、寒热等共同症状，在阳盛之体则会出现咯黄黏痰、口渴咽痛、苔薄黄、脉浮数等脉症，在阳虚之体则会见咯痰清稀、脉浮等脉症。此证随体质而化，故有同病异治之法。某种体质类型可揭示多种疾病的发病倾向，并成为发病基础，抓住体质特征可执简驭繁。如糖尿病、高血压病、高脂血症、冠心病、脑卒中是与肥胖有关的一类疾病，痰湿质与这些疾病的发病密切相关，成为其"共同土壤"；湿热质发病倾向为疮疖、黄疸、热淋、血衄、带下等病，均可出现面垢油光、口苦口臭、便秘尿赤、急躁易怒、舌质红、苔薄黄或黄腻、脉数或弦数等湿热质特征。这些不同的疾病在某一阶段为同一体质所影响时，就会产生相同的病理变化，在治疗上则可采用相同的方法。

第二节 辨体论治的意义

辨体论治是以人的体质作为认知对象，从体质状态及不同体质分类的特性，把握其健康与疾病的整体要素与个体差异，在此基础上制定防治原则，选择相应的治疗、预防、养生方法，从而进行"因人制宜"的干预。

一、诊断学上的意义

辨体质把握人的整体状态，为诊断学的首要大法。《素问·经脉别论》曰："诊病之道，观人勇怯、骨肉皮肤，能知其情，以为诊法也。"指出诊病最重要的是观察人体体质强弱，骨肉和皮肤形态，从而了解病情。《素问·疏五过论》提出"从容人事，以明经道""问年长少，勇怯之理"，强调医生在诊病过程中，必须全面了解患者的社会、生活、精神、体质状态，否则就会产生各种诊断上的过失。

体质类型决定对某些病邪的易感性和病变过程中的倾向性，这对诊断具有重要意义。《灵枢·五变》曰："肉不坚，腠理疏，则善病风""粗理而肉不坚者，善病痹"。说明某种体质状态、类型与某种病邪之间有着内在联系。清·吴德汉《医理辑要·锦囊觉后编》曰："要知易风为病者，表气素虚；易寒为病者，阳气素弱；易热为病者，阴气素衰。"表明不同体质特征在很大程度上决定着个体对某种病邪的易感性，体现着体质特点。临床上，肥人多中风、瘦人易痨嗽等均证明这一点。

二、病因学上的意义

重视禀赋体质可拓宽中医病因学的内容，深化对疾病防治的认识。不同个体的体质特征分别具有各自不同的遗传背景，这种由遗传背景所决定的体质差异，是作为个体体质特征相对稳定性的一个重要条件。同时，它与体质的强弱和许多特定疾病的产生有着密切的关系。先天禀赋与体质因素也是中医病因学的重要内容，禀赋强弱，体质不同，受病亦异。

三、病机学上的意义

1. 体质因素参与并影响不同证候与病机的形成　证候通常由病邪、病性、病位、病势等综合形成，而个体体质可通过参与正邪斗争过程，改变正邪力量对比而产生影响。如阳虚质者易形成虚寒病机，阴虚质者易形成虚热病机，痰湿质者易形成精微物质运化失常病机，血瘀质者易形成血瘀和气滞病机等。此外，感受同样的病邪或在相同的病因作用下，由于体质因素的影响可表现为不同的病机和证型。《素问·痹论》中同样感受风寒湿邪而患痹病，却有寒痹、湿痹、热痹等不同，说明患者体质在阴阳盛衰上的差异及其对相应病邪的不同作用。

2. 体质特性影响着病程与转归　人体受邪致病之后，疾病的发展、变化、转归常随体质差异呈现不同态势。一是体质偏性同其病邪、病性相同，则二者相互助长。如阳虚质者感受寒邪或湿邪，阴虚质者感受热邪或燥邪，与相应邪之间存在同气相求而加剧病势。二是体质特性同其病邪、病性相反，则可抑制病邪，减轻病情。如阳盛体质感受寒邪则病轻易愈。三是体质特性同其病邪、病性既非同类，又不完全相反，相互结合为病，导致病情缠绵和病程迁延。

四、治疗学上的意义

在治疗中，立法处方要考虑到致病因素和人体的体质状况。既要有效治疗疾病，也要调整体质之偏。体质状态是确定治疗原则须首先关注的内容。

1. 治病求本，体质为本　明·张介宾《景岳全书·痘疹诠》曰："当识因人因证之辨。盖人者，本也；证者，标也。证随人见，成效所由。故当以人为先，因证次之。"从某种意义上说，治本即是"治人"，而个体的体质因素，无疑是不容忽视的。因此，立法处方充分考虑体质因素，是"治病求本"的具体体现。调节体质，改善体质状况对疾病的治疗起着重要的作用。

2. 体现个体化诊疗思想　辨体论治，对疾病的防治措施应建立在对个体体质特性辨识的基础上，亦即针对体质差异施治应体现在方剂、药物的选择与剂量上，实施个性化治疗。由于体质差异，不同民族、地域的人对药物的耐受性和反应性不一，因而用药、剂量有差异，药物效应与毒副作用也不同，针刺手法的轻重亦因体质而异。

3. 突出体质与相关疾病的治疗思想　辨体论治对于与体质因素具有明显相关性疾病的诊治

具有重要意义。如代谢性疾病、过敏性疾病、免疫性疾病、心身疾病等。某些特殊体质类型是相关疾病发生的主要因素。如痰湿质与疾病相关性研究结果证实，痰湿质与高脂血症、冠心病、糖尿病、脑卒中的发生相关，辨体论治为这些疾病的诊治提供了新的思路与方法。改善体质对早期预防、提高疗效、降低发病率和死亡率均有重要意义。

4. 揭示同病异治、异病同治的基础　当同一种疾病在某一阶段为体质个性所左右时，就会表现为不同的证，采取不同的治法，谓之"同病异治"。不同的疾病在某一阶段为体质共性所影响时，就会产生相同的病理变化，表现为相同的证，在治疗上则采用相同的方法进行治疗，谓之"异病同治"。

5. 通过体质类型预测疾病发展趋势，尽早干预以杜其变　《灵枢·阴阳二十五人》曰："其肥而泽者，血气有余；肥而不泽者，气有余，血不足；瘦而无泽者，气血俱不足。审察其形气有余、不足而调之，可以知逆顺矣。"指出通过肥、瘦、泽、不泽及形气的有余或不足的体质类型，可以推测疾病的逆顺预后，并为尽早干预以杜其变提供了方法。

第三节　辨体质类型论治

体质的稳定性是相对的。由于每一个体在生长壮老的生命过程中，受环境、精神、营养、锻炼、疾病等内外环境中诸多因素的影响，使体质发生变化，从而使得体质既具有相对稳定性，同时具有动态可变性。这种特征是体质可调的理论基础。

一、平和质辨治

平和质之人，重在维护健康。平素以保养为主，可适当使用扶正之品，不宜过于强调进补，少用药物为宜。若患疾病时，以辨病、辨证论治为主，重在及时治病，防止因疾病导致体质偏颇。

二、气虚质辨治

气虚质者多元气虚弱；调体法则为培补元气，补气健脾。

1. 调体方药　代表方为补中益气汤。常用药物有党参、黄芪、山药、白术、茯苓、甘草、大枣等。根据《素问·阴阳应象大论》"形不足者，温之以气；精不足者，补之以味"的原则，选用党参、黄芪、山药为调治气虚质的主药。由于"气之根在肾"，因此可酌加菟丝子、五味子、枸杞子等益肾填精。再参以紫河车、燕窝等血肉有情之品，充养身中形质，气味同补。气虚质易患胃、肾、子宫等脏器下垂者，选用补中益气汤加减；易自汗、易于感冒者，可选用玉屏风散加味；易于腹泻而形体瘦弱者，选用参苓白术散加减。

2. 调体要点　①把握剂量，不可峻补：气虚质者使用补气药应注意把握剂量，缓图渐进，或配伍其他方药使用。气有余便是火，避免补之太过。②补气佐以理气：补气调体药易于壅滞气机，若中有痰湿者要与化痰祛湿药同用，或少佐理气行滞之品。③补气须防虚中夹实：气虚质者内脏功能脆弱，常因外邪或内在饮食积滞产生内热等虚实夹杂之证，当予顾及。

三、阳虚质辨治

阳虚者多元阳不足；调体法则为补肾温阳，益火之源。由于督脉能总督一身之阳气，为"阳脉之海"。故阳虚质者应注意督脉的温通与调护。

1. 调体方药 代表方为右归丸。常用药物有鹿角胶、菟丝子、杜仲、桂枝、肉桂、附子等。阳虚质易自汗怕冷者，选用桂枝加附子汤合玉屏风散；易患腹痛腹泻者，选用附子理中丸；易患肿胀者，选用实脾散加减。

2. 调体要点 ①温阳佐以养阴：根据阴阳互根理论，在温壮元阳的同时，佐入适量补阴之品，如熟地黄、山茱萸、山药等，以达阳得阴助而生化无穷。阳虚者，用药切忌温阳太过，以免耗血伤津而转现燥热。因此，调理阳虚质时要慢温、慢补，缓缓调治。②温阳兼顾脾胃：调治阳虚质有益气、补火之别，除温壮元阳外，当兼顾脾胃，只有脾胃健运，始能饮食多进，化源不绝，体质强健，亦即养后天以济先天。③慎用辛热有毒之品：对于附子之类的有毒温阳药及桂枝、肉桂、干姜之类的辛热温阳药，一定要在医生的指导下安全使用，切忌患者自行滥用、误用，以免出现毒副作用。

四、阴虚质辨治

阴虚质者多真阴不足；调体法则为滋补肾阴，壮水制火。由于任脉为"阴脉之海"，对阴经气血有调节蓄溢作用，故阴虚质者应注意任脉的畅通与调护。

1. 调体方药 代表方为六味地黄丸合大补阴丸。常用药物有熟地黄、山茱萸、百合、桑椹子、女贞子等。如阴虚质易盗汗者，选用当归六黄汤；易患失眠者，选用天王补心丹；易便秘者，选用增液汤合润肠丸加减；易咽干鼻燥、干咳气喘者，选用百合固金汤加减。

2. 调体要点 ①滋阴与清热并用：阴虚生内热，故滋阴应注意与清热法同用。即滋阴可除热，清热亦可以存阴之意。②保血、养血即可生津：由于人体生理、病理上的相互关系，真阴不足可涉及精、血、津、液的虚亏，因此在调治阴虚的同时，注意结合填精、养血的方药。③养阴兼顾理气健脾：滋阴药多性柔而腻，久服易伤脾阳，容易引起胃纳呆滞、腹胀腹泻等，可加木香、砂仁、陈皮、鸡内金等理气健脾消导之品。

五、痰湿质辨治

痰湿质者多脾虚失司，水谷精微运化障碍；调体法则为健脾祛湿，化痰泄浊。

1. 调体方药 代表方为化痰祛湿方（王琦验方）。常用药物有生黄芪、肉桂、制苍术、茯苓、泽泻、生山楂、昆布、海藻等。兼气虚质者，重用生黄芪，加炒白术；腹胀者，加炒莱菔子、鸡内金、砂仁；便秘者，酌加大黄、炒莱菔子、炒白芥子、苏子。

2. 调体要点 ①配用温化通阳：湿为阴邪，其性黏滞，宜温化通阳，根据需要可酌加桂枝、厚朴、干姜及淫羊藿、补骨脂等，但须防温热太过，以免水液受灼而化热生变。②细察痰瘀互夹：痰湿黏滞，阻遏气机，常致血瘀，形成痰瘀互夹，治宜化痰祛湿，兼以活血。③少用甘润之品：甘酸柔润之药亦能滞湿生痰，应予慎用。日常饮食宜少食肥甘甜腻食物。

六、湿热质辨治

湿热质者多湿热蕴结不解；调体法则为分消湿浊，清泻伏火。

1. 调体方药 代表方为甘露消毒丹。常用药物有黄芩、黄连、黄柏、薏苡仁、白蔻仁、龙胆草、苦参、茵陈蒿等。如湿热质易生痤疮者，可选用苇茎汤合枇杷清肺饮加减；易有口臭者，可选用泻黄散加减；男性易见阴囊潮湿或出汗较多，女性易见黄带较多或阴部瘙痒，可选用二妙散合龙胆泻肝汤加减；若夏日感受暑热者，选用六一散加西瓜翠衣，解暑化湿以调体；若夏日不能耐受闷热或潮热气候者，可选用三仁汤。

2. 调体要点 ①宣透化湿以散热：根据"火郁发之"之理，可于泻火解毒之剂中加用藿香、防风、茵陈、白芷等品，以宣透清化。②通利化湿以泄热：根据渗湿热于下之理，在清热化湿的同时佐以通利之白茅根、木通、竹叶、薏苡仁，使热从下泄。③慎用辛温助火之品：湿夹热邪，宜苦寒之剂燥之，慎用辛温，以防助热。宜戒烟限酒，少食辛辣香燥，常食绿豆、冬瓜汤及瓜果蔬菜，保持大小便通调。

七、血瘀质辨治

血瘀质者多血脉瘀滞不畅；调体法则为活血祛瘀，疏通经络。

1. 调体方药 代表方为血府逐瘀汤。常用药物有桃仁、红花、丹参、赤芍、当归、川芎、生山楂、玫瑰花、茜草、蒲黄等。女性易患痛经者，选用桃红四物汤合失笑散加减；宿有癥病者，选用桂枝茯苓丸加味；血瘀质因瘀血内积而见形体消瘦、肌肤甲错、目眶暗黑等干血劳表现者，选用大黄䗪虫丸。

2. 调体要点 ①养阴以活血：由于津血同源，津枯则血燥，体内津液不足，"干血"内留，亦是血瘀质的成因之一。《金匮要略》大黄䗪虫丸中重用生地黄，说明养阴凉血在阴虚有"干血"的情况下是重要的治法。②调气以化瘀：气滞则血瘀，气行则血畅，故活血调体常配以理气之剂，药如枳壳、陈皮、柴胡等。③女性防动血：活血祛瘀药虽能促进血行，但其性破泄，易于动血、伤胎，故凡女性月经期、月经过多及孕妇均当慎用或忌用。

八、气郁质辨治

气郁质多气机郁滞；调体法则为疏肝行气，开郁散结。

1. 调体方药 代表方为越鞠丸。常用药物有柴胡、陈皮、川芎、香附、枳壳、白芍、甘草、当归、薄荷等。气郁质者多兼血郁、痰郁、火郁、湿郁、食郁，但以"气郁"为先导，临证总以柴胡、香附、枳壳等行气药为主，血郁加丹参、桃仁，痰郁加半夏、竹茹，火郁加连翘、栀子，湿郁加苍术、厚朴，食郁加神曲、山楂等。如气郁质易患梅核气者，合用半夏厚朴汤；易患失眠者，选用逍遥散；易患抑郁症者，选用柴胡加龙骨牡蛎汤加减；易患脏躁者，选用甘麦大枣汤加味；易患百合病者，选用百合地黄汤加味。

2. 调体要点 ①掌握用药法度：理气不宜过燥，以防伤阴；养阴不宜过腻，以防黏滞；用药不宜峻猛，以防伤正。②提倡情志相胜：气郁质者情志不畅，必须充分重视精神调节，如语言开导、顺情解郁，或采用情志相胜、移情易性等方法。

九、特禀质辨治

特禀质多是由于先天性或遗传因素所形成的一种特殊体质类型，其禀赋不耐而对诸物敏感，亦称过敏体质；调理之法以纠正过敏体质为要。

1. 调体方药 代表方为过敏康（王琦验方）。常用药物有乌梅、蝉蜕、防风等。过敏体质者根据临床表现各不相同，临证主要在于辨病加减，若鼻流清涕、目痒鼻塞者，以清肺消风为主，可酌加辛夷、苍耳子等；若皮肤湿疹者，可酌加茜草、紫草、生甘草、地骨皮、冬瓜皮、白鲜皮；过敏性哮喘者，合用麻杏甘石汤加减等。

2. 调体要点 ①注重养生：生活中要加强身体锻炼，顺应四时变化，以适寒温。②加强调护：尽量避免接触致敏物质，如尘螨、花粉、油漆等。

十、调体宜忌

（一）治则宜忌

因个体体质差异而调体法则各有宜忌。如汗法适用于表证，但对于阴虚质、气虚质、阳虚质之人，即使需要汗法，也宜扶助正气以攻补兼施，忌单纯使用汗法。如《伤寒论》曾告诫咽喉干燥者、亡血家、衄家、淋家、疮家等不可发汗。由此可见，病证虽同，但体质有异，故治法应因体质而变。

吐法、下法均属攻克之法，用之不当最易伤人元气，伐人阴精，凡气虚质、阳虚质、阴虚质之人不宜妄用。

温法适用于气虚、阳虚之人，而阴虚质则应忌用，避免辛温燥热之剂化燥伤阴。

补法在调整和改善体质中具有重要意义，宜根据体质特点，辨清气血阴阳与脏腑功能状况而补。使用过程中强调治疗个体化原则，因人而异，随体质而加减，并注意用药反应，避免补剂使用时间过长、过量而犯"虚虚实实"之诫。

（二）药性宜忌

药物性味各有偏性，以药物气味之偏调理纠正患者体质阴阳气血之偏，则为用药之所宜；相反，若以药物气味之偏从其体质阴阳气血之偏，则为用药之所忌。如阴虚质用药宜甘寒清润，忌苦寒沉降、辛热温散；阳虚质宜益火温补，忌苦寒泻火，妄伐伤正；气虚质宜补气培元，忌耗散克伐；气郁质宜疏肝调气，忌燥热滋补；血瘀质宜疏通血气，忌固涩收敛；痰湿质宜健脾化痰，忌阴柔滋补；湿热质宜清利湿热，忌刚燥温热、甜腻柔润、滋补厚味。

（三）针刺宜忌

体质有差异，针刺反应有别，因而施用针刺亦有宜忌。如《灵枢·逆顺肥瘦》记载：肥人年质壮大，血气充盈，肤革坚固，针刺宜深而留之；瘦人皮薄色少，血清气滑，易脱于气，易损于血，针刺宜浅而疾之；壮士针刺宜深而留之，多益其数；婴儿者肉脆血少气弱，针刺宜以毫针，浅刺而疾发针；而常人端正敦厚，血气和调，针刺应遵循其常数。《素问·血气形志》有因人"五形志"不同而分别医治之范例。《素问·异法方宜论》提出生活的地理环境不同而体质及常见病有异之规律，"治所以异而病皆愈"。如东方之域其病多为痈疡，治宜砭石；西方者其病生于内，治宜毒药；南方者多病挛痹，治宜微针；北方者藏寒生满病，治宜灸法；中央者其病多痿厥寒热，治宜导引按跷等，其原理在于"得病之情，知病之大体"。

第四节　辨体质状态调理

中医学历来强调"天人合一"的思想，认为人处于自然、社会之中，由于各种因素的作用，就会表现出不同的生存状态。中医体质学所说的体质状态包括先天质禀、男女少长、奉养居处、地域差异等。辨体质状态有利于把握个体的生命特征，从而有针对性地进行调摄护理，以达到养生保健和防病治病的目的。

一、辨先天禀赋

不同个体的特征具有不同遗传背景，先天禀赋的不同决定了个体体质的差异。《灵枢·寿夭刚柔》所谓"人之生也，有刚有柔，有弱有强，有短有长，有阴有阳"，即说明了体质差异与遗传的关系。

凡人之所生，必借阴阳之化育而赋命，父母有特殊嗜欲与疾病，多遗传于子女。因此须详细了解父母体质状态，或孕育及生产时的情况等，以便于掌握个体体质禀赋状态，也可作为调理用药时的参考依据。

如有家族遗传的疾病，或父母高龄导致的先天不足，或因母亲怀孕时体质出现异常，或在生产过程中出现的损伤，调理或治疗时要照顾先天禀赋情况，区别对待。如治疗遗传性疾病，首先应从调整亲代体质开始，防止疾病遗传；对胎传性疾病应在孕产时注意防范；先天禀赋薄弱者或补先天之肾，或取补脾以养先天，或在用药时不取峻猛耗竭之品；先天禀厚，能任削伐者，治病以祛邪为主，药宜峻猛；若用轻药，反不能效。

二、辨男女之别

根据中医阴阳学说，男子属阳，女子属阴，气属阳，血属阴。男子以气为主，女子以血为主。男子脏腑功能较强，代谢旺盛；女子脏腑功能较弱，代谢偏低。男子用药剂量一般较重，且多峻猛；女子用药剂量多较轻，不宜峻烈。男子阳旺之体，要慎用大辛大热之品，以免助阳生火，若需助阳，必于阴中求阳，滋阴以助温阳；女子阴盛之体，要少用寒凉之物，若需养阴，必于阳中求阴，温阳以助补阴。

另外，妇女由于解剖结构上有胞宫，生理上有经、孕、产、乳等特点，与肾、肝、脾三脏及冲、任、督、带脉有密切联系。在病理上以月经失调、血崩、经闭、痛经、阴挺、乳癖、带下、癥瘕等为主要病症，治疗以疏肝健脾、调理气血为主。而男子在生理结构上有精室，主生精分泌精液，在生殖功能病变中以阳痿、阳强、遗精、早泄、淋浊、房劳、子痈、疝痛为主要病症，治疗上以补肾益精、调达宗筋为主。

三、辨年之少长

《素问·上古天真论》论述了人的生长发育过程和具体的形态及功能特征。对于不同年龄段的治疗大略，《素问·示从容论》曰："年长则求之于腑，年少则求之于经，年壮则求之于脏。"张介宾对此解释说："夫年长者每多口味，六腑所以受物，故当求之于腑以察其过。年少者每忽风寒劳倦，所受在经，故当求之于经以察其伤。年壮者多纵房欲，五脏所以藏精，故当求之于脏以察其虚实。"（《类经·疾病类》）由于老少生理状态和脏腑功能状态有衰老和壮实的差异，所以"少壮新邪，专攻是则；老衰久病，兼补为规"（宋·杨士瀛《仁斋直指方论·总论》）。

对于老少补泻，又当依据具体情况审察施治。"老年慎泻，少年慎补……亦有年高禀厚，年少赋薄者，又当从权，勿以常论"（《温疫论·老少异治》）。小儿的体质特点是"纯阳之体""稚阴稚阳"。北宋钱乙在《小儿药证直诀》中指出，（小儿）"五脏六腑成而未全……全而未壮，脏腑柔弱，易虚易实，易寒易热"。因此临床用药必须审慎。诚如吴瑭所说："其用药也，稍呆则滞，稍重则伤，稍不对证，则莫知其乡。"当然小儿为纯阳之体，其脏器清灵，用药恰当会"随拨随应"。

四、辨奉养居处之异

生活条件及饮食结构对体质的形成有重要影响，膏粱厚味、养尊处优与饮食粗粝、居处艰苦的人所易罹疾病与治疗大法当有所不同，历代医家对此均十分重视。《儒门事亲·疟》中说：

"贫贱刍荛之人病疟，以饮食疏粝，衣服寒薄，劳力动作，不可与膏粱之人同法而治。"所以，辨体调理要重视其人的社会地位、经济条件、职业、家庭状况、人际关系等，采取相应的法则。

五、辨地域之别

辨地域之别，即所谓因地因人制宜，是指按照不同的地域及地理特点，制定适宜的治疗方案。如《素问·五常政大论》曰："是以地有高下，气有温凉，高者气寒，下者气热，故适寒凉者胀，之温热者疮，下之则胀已，汗之则疮已。"人们生活在不同的地理环境条件下，受着不同水土性质、气候类型、生活习惯等影响而形成了不同体质。如我国南方多湿热，北方多寒燥，东部沿海为海洋性气候，西部内地为大陆气候。因此西北方人形体多壮实，腠理致密；东南方人体质多柔弱，腠理偏疏松。正如清·王燕昌在《王氏医存·四方之人证治不同》中所言："四方风土各异，人禀受亦殊。"

辨地域之别论治，强调防治疾病必须先别方土，分别用药。这是由于不同地域在自然环境和生活习惯上各不相同，对体质亦产生不同影响。然同一方土之人，禀赋亦有差异，不可只认方土，而忽略禀赋等其他引起体质差异的因素，务必要辨别其孰轻孰重、宜补宜泻、可寒可温，不得一概以南补北泻而论。

第五节　辨体－辨病－辨证诊疗模式

体质与疾病、证候是密切相关，但又处于不同层次的认知模式。体质是生命、健康、疾病的载体，可综合反映机体整体状态特征。疾病是对疾病全过程的特点（病因、病机、主要临床表现）与规律（演变趋势、转归、预后等）所作的病理概括与抽象。证候是疾病状态下的临床类型，反映疾病演进过程中的病理特征。辨体－辨病－辨证诊疗模式以辨体论治为基础和根本，突破了辨证论治的思维定式，拓展了中医临床思维空间，丰富了中医临床诊疗体系。

一、体质与证候的区别

体质是指人体生命过程中，在先天禀赋和后天获得的基础上所形成的形态结构、生理功能、心理状态和适应能力等方面综合的、相对稳定的固有特质，是人类在生长、发育过程中所形成的与自然、社会环境相适应的人体个性特征。证候是中医临床用以概括疾病过程中不同阶段和不同类型的病机本质变化（含病因、病位、病性、病势等）及其外在表现的诊断范畴。体质与证候有着密切的关系。一方面，体质的特异性往往决定着对某些致病因素的易感性和发病后病变类型的倾向性，从而影响着疾病的证候类型。另一方面，证候形成后，由于失治或误治，会使素体体质失调或发生变化。虽然体质与证候之间存在着很多联系，但是两者在界定前提、形成过程、表现特点等方面存在差异，需要相互区别。

（一）界定前提

体质是人体长期、相对稳定存在的固有特质，在未病或已病状态下均存在体质现象。证候是对内外因素互相作用而发病之后，正邪交争所形成的某一阶段表现及机体的反应状态等病理现象的概括，是疾病状态下的临床分型。

（二）形成过程

一种体质类型的形成从先天基础到后天影响，整个过程需要经历很长时间，是贯穿于生命全过程的，包括健康与疾病的过程，因此体质的形成是一个缓慢的过程。在个体发育过程中，体质的发展经历了"稚阴稚阳"（幼年）、"气血渐充"（青年）、"阴阳充盛"（壮年）、"生理功能衰弱"（老年）等不同的体质阶段，从而反映出个体体质发展的时相性或阶段性。而一个证候的形成从发生、发展、变化到结束，其过程是伴随在疾病过程中的，表现为在明显的、特定的致病因子作用下短暂形成的临床表现。因此，证候的形成相对于体质来说较快。

（三）表现特点

体质的表现特点是在机体未病的状态时即有体现，即体质的表现是在证候之先。证候的表现是在机体发病时的阶段性表现。明·张介宾在《景岳全书·杂证谟·寒热》中指出："禀赋素弱，多有阳衰阴胜者，此先天之阳气不足也。或斫丧太过，以致命门火衰者，此后天之阳气失守也。其证则未冷先寒，或手足清厥，或身为寒栗，或脾胃不健，或肚腹不实，或小水频数，或阳道不壮，或每多恐畏，或眼耳少神，是皆阳虚生寒也。"其中"其证则未冷先寒"说明阳虚质者，未病之前即有寒象，并对疾病的发生发展变化有一定的影响。

（四）信息表达

体质类型信息表达出个体在形态结构、生理特点、心理特征、适应能力等方面的综合特点，以及对致病因素的易感性、倾向性等。例如形体高矮胖瘦，性格内向外向，耐冬不耐夏、耐夏不耐冬，易感湿邪为病、易感燥邪为病等。

证候是致病因素作用于人体后所形成的一种病或一类病的某一阶段的一系列相关症状的概括，主要包括病因（如风、寒、湿）、病位（如表里上下）、病性（如寒与热）、邪正关系（如虚实盛衰等）及病理特点（如脾胃虚寒）。例如风寒表实证，是指风邪夹寒侵袭肌表腠理、闭塞卫表所形成的证候，反映疾病发生的病因、病性、病位和邪正关系。

（五）指向目标

体质类型所指向的目标主要是"人"，将人作为研究的主体。而证候的指向目标是"病"，是疾病的某一阶段。体质主要阐述某一个体区别于他人的形态结构、生理功能和心理状态，以及具有相同体质类型的人群对某些疾病的易罹性和发展的倾向性等方面共同的特点。而证候主要阐述某一疾病在发展变化到痊愈或加重的过程中，病因、病位、病性、邪正关系等方面一系列变化区别于其他疾病的特点。由此可见，证和体质分别侧重于从疾病与人体两个不同的角度说明机体的病理或生理状态。

（六）诊察内容

辨体质主要诊察形体禀赋、心理、地域及致病因素对人的影响，即人对这些因素的反应。以此分析某类人群脏腑阴阳气血的多少，对某类疾病的易罹性，分析某种体质患病后体质对疾病的影响，即疾病发展的倾向性，对药物的耐受性等。诊察证候是考虑脏腑气血阴阳盛衰的现状及其与本次疾病的关联。在理论上考察体质是分析人在患病前和患病后的动态变化，考察证候是概括现阶段疾病对机体所造成的影响。在临床实践中，此二者互相关联、相互影响、密不可分。

（七）干预目的

改善体质的目的是治未病，改善证候的目的是治已病。在考察了解某体质类型的患病倾向性、病发后发展变化的趋向性之后，就能有预见性地把握其生理病理与疾病变化的规律，进而在未病之时改善体质，养生防病，有的放矢地预防疾病的发生。即使在疾病发生后，也能及时准确地阻断疾病的发展。如叶桂《温热论》曰："其人肾水素亏，病虽未及下焦……如甘寒之中加入咸寒，务在先安未受邪之地，恐其陷入耳。"临床实践中，不仅需要治疗"已病"，还需要治疗"未病"，因此辨体结合辨证才会越来越受重视。

以上7个方面对体质与证候概念的界定，可概括为表8-1。

表8-1　体质与证候的界定与区别

界定依据	体质	证候
界定前提	非疾病状态下的正常体质与偏颇体质	疾病状态下的临床类型
形成特点	形成缓慢，相对稳定	形成短暂，演变较快
表现特点	长期存在，表现于生、长、壮、老的生命过程	短期存在，表现于疾病过程，随病而来，病愈而消
表达信息	反映机体整体状态的特质特征	反映疾病演进过程中的病理特征
指向目标	人	病
诊察内容	禀赋形体、心理性格、生活地域、饮食嗜好、自然环境	与本次疾病相关的症状体征、阴阳气血盛衰状态与脏腑经络失调情况
干预目标	治未病与治已病，以改变（善）体质，调整人体阴阳失调的病理变化	治已病，以证候消失为目的，消除该病的病因、病理变化

综上所述，体质与证候既有联系，也有区别。不同的人、不同的病，体质相同，则证候可能相同；同样的人和病，体质不同（如壮年、老年），则证候可能不同。为此，在临床实践中需要综合运用辨体和辨证两种方法，从人体与疾病两个不同的角度同时分析机体的病理生理状态。在理清体质与证候相互关系的前提下，还应明辨两者的区分与界定，这样才能更好地针对不同体质类型、不同的证候类别，采取不同的方法，全面把握机体生理病理动态变化的复杂现象，进行个体化预防与诊疗。

二、辨体－辨病－辨证诊疗模式的概念

辨体所指向的目标主要是"人"，将人作为研究的主体；而辨证的指向目标是"病"，将疾病某一阶段的病理特点与规律作为研究的主体；辨病的指向目标则是疾病全过程的病理特点与规律。体质主要阐述个体区别于他人的形态结构、生理功能和心理状态，以及具有相同体质类型的人群对某些疾病的易罹性和疾病发展的倾向性等方面的共同特点；而证主要阐述某一疾病在发展变化过程中，某一阶段的病因、病位、病性、邪正关系等方面的机体反应状态区别于其他疾病的特点；病则注重从贯穿疾病始终的根本矛盾上认识病情。由此可见，体质和证、病分别侧重于从人体与疾病两个不同的角度说明机体的生理或病理状态。辨体－辨病－辨证诊疗模式，是以体质、疾病、证候之间的内在联系为前提，将辨体、辨病、辨证相结合，进行综合运用的一种临床诊疗模式。

三、辨体－辨病－辨证诊疗模式的意义

依据新的医学实践进行学术创新，是中医学持续发展的源泉和需要。辨证论治作为中医诊疗的主要方法，在临床实践中得到了广泛运用。但中医学的诊疗思想和方法是多元丰富的，面对临床上遇到的种种困惑，使人们重新反思目前较为单一的诊疗格局。既要发挥中医辨证、辨病论治的优势，更应从疾病的本质、所患病之人的体质特征上去寻找发病规律、病变特点，注意辨体用

方、辨体用药及其宜忌，使治疗更具有全面性。

辨体论治丰富了临床诊疗体系，特别是对与体质相关疾病的防治具有独特优势。体质类型的不同，使机体对某种致病因子或疾病有着不同的易感性，从而导致特定的体质类型易患特定的病。而不同体质的人对病邪的反应不同，导致产生不同的证候，影响着疾病的转归和愈后。因此，不管从疾病的预防和治疗，还是从健康的维护和促进来看，体质特征在一定程度上起着决定作用。

四、辨体－辨病－辨证诊疗模式的应用

（一）应用于诊断

在患病过程中，体质、疾病、证候三者从不同的角度、不同的层面反映了疾病的本质、规律与特征。如前所述，辨病的指向目标是疾病全过程的病理特点与规律；辨证的指向目标则是疾病某一阶段的病理特点与规律。而辨体所指向的目标是"人"，将人作为研究的主体，分析脏腑阴阳气血的多少，对某类疾病的易罹性，疾病发展的倾向性，以及对药物的耐受性等。因此辨体、辨病、辨证在临床诊疗中三位一体、缺一不可，将三者结合起来，有助于掌握体质、疾病和证候的全面信息，丰富了中医诊断内容。

（二）应用于预防

对于不同人群，根据不同的健康状态，有着相应的预防措施。

1. 一般人群无病状态　对于一般人群无病状态，要辨体养生，固本防病。一般人群无病状态，是指体检指标正常的人群，既包括无明显高危因素的健康人群，也包括具备或隐藏某些慢性病危险因素人群，如家族遗传者、中老年人、长期生活方式不良者等。从中医体质学角度看，一般人群中既有平和质，也含有气虚、阳虚、阴虚、痰湿、湿热、血瘀、气郁、特禀8种偏颇体质。因此，一般人群的健康促进，应注重个体化养生，即辨体养生。辨体养生，是以体质类型、体质状态辨识为经，以精神调摄、形体锻炼、饮食调理（包括药膳食疗）、起居调护、四季调养、针灸推拿等调体养生方法为纬，从而指导个体化养生保健及其在全生命周期质量提升、疾病预防、健康管理中的实践应用。辨体养生注重"因人施养"，凸显"因人制宜"的个体化思想。

2. 高危人群病前状态　对于高危人群病前状态，要辨体干预，治本救萌。高危人群病前状态，是指有明显慢性病发病倾向，已出现临床前期征兆的人群，体检指标处于疾病前期状态，如糖耐量受损、高血压正常高值等。目前对慢性病高危人群病前状态的预警主要通过高危因素控制、临床指标检测，而慢性病的高危因素种类繁多，防控干预等缺少有效工具。中医体质学认为，特定体质类型是易患疾病的土壤。以体质辨识为主要工具，通过临床流行病学调查，可获取慢性病的高危体质类型，如痰湿质在糖尿病高危人群中出现的概率是一般人群的3.28倍。因此，根据"体病相关"理论，通过判定中医体质类型，对慢性病的危险体质人群进行早预警，并通过健康促进法进行健康宣教和辨体干预，可降低高危人群的发病风险。

3. 患病人群病后状态　对于患病人群病后状态，要辨体调理，固本防复。患病人群病后状态，是指明确诊断为某种慢性病的患者经治疗后病情缓解而进入稳定期，或处于慢性病尚未发作的间歇期。此时应以辨体调理为主，以巩固疗效。这一思路在大多数情况下可采用实施，有助于防止疾病复发。

（三）应用于治疗

对于患病人群病中状态，可综合应用"辨体－辨病－辨证"诊疗方法，标本兼顾，从而控制疾病的发生与发展，防止或延缓病情进一步恶化。所谓患病人群，是指明确诊断为某种慢性病的患者；病中状态，包括发作期、进展期（含并发症）。

关于患病人群病中状态综合应用"辨体－辨病－辨证"诊疗模式，可采取以下实施办法：①疾病急骤——辨病为纲结合辨证辨体论治：当疾病急骤或突显，病势进展比较迅速，此时疾病的主要矛盾远重于证候表现或体质状态时，应当纲举目张，即以辨病论治为纲，结合辨证和（或）辨体加减。②病证同显——辨病与辨证论治相结合：当疾病的病情较为轻缓，证候表现较为明显，采取辨病与辨证论治相结合。这种病证结合诊治方法常在临床中广泛实施。③一体多病——辨体为纲兼顾辨病论治：当并存的多种病症均以体质为共同背景，则可"异病同治"甚至"多病一治"，即通过辨体兼顾辨病调治多种病症。总之，依据患病人群病情的轻重缓急和证候的有无、体病相关的关联度大小等，综合应用"辨体－辨病－辨证"诊疗模式。

"三辨模式"在治疗上应用于呼吸系统、内分泌系统、生殖泌尿系统、循环系统及身心疾病等多种疾病，如变应性鼻炎、支气管哮喘、前列腺疼痛、抑郁症、怕冷症、胸痹、偏头痛等。临床证实，在辨体论治的基础上，将辨病与辨证论治方法相结合，指导立法遣方，思路清晰，疗效显著。

第六节　体质与治疗反应

不同的人因体质差异，对药物或针刺治疗的反应性及耐受性存在差异。故临床治疗疾病，在确定药物剂量、选择药物种类及针刺方法的施用时应注意个体体质的差异。

一、体质与方药的耐受性及反应性

（一）体质差异与方药的耐受性

人体对药物的耐受性因体质强弱等差异而有区别，即体质不同，对方药的耐受性不同。《灵枢·论痛》曰："胃厚、色黑、大骨及肥者，皆胜毒；故其瘦而薄胃者，皆不胜毒也。"《素问·五常政大论》曰："能毒者以厚药，不胜毒者以薄药。"此论点对后世医家产生了深远影响，如张仲景《伤寒论》通脉四逆汤中的干姜，一般用三两，强人可用四两；三物白散，"强人半钱匕，羸者减之"。不同年龄者体质有不同特点，对药物的耐受性亦有区别。如升麻鳖甲汤一般人顿服，老人与小儿则分两次服；小青龙加石膏汤使用时，强人服一升，羸者减之，小儿服四合。在治疗疾病时，选择药物种类和确定其使用剂量应注意患者体质的差异。体质强壮者，对药物耐受性强，使用剂量宜大，用药可较峻猛；而体质羸弱者，对药物耐受性较差，使用剂量宜小，药性宜平和。

（二）体质差异与方药的反应性

"愈疾之功，非疾不能以知之。"方药的功效只有在与人体的相互作用中表现和发挥出来。不同体质对药物的应答反应有明显差异。如《本草纲目·草部》记载，苦参"苦燥湿，寒除热"，又具治风杀虫之功，"惟肾水溺而相火胜者，用之相宜。若火衰精冷，真元不足，及年高之人，不可用也"。《外台秘要·风惊恐方三首》指出服"十黄散""体中筋力强者不须增人参,气力赢虚可增人参五分,合十分"。研究药物与体质类型的关系,是因其不同的体质类型,各自的阴阳气血多少各不相同,在选药用药上也有其特殊性。根据体质差异确定方药的剂量和选择药物的种类,既有利于减少和避免药物不良反应,又可增强治疗效果,并将有助于从单纯的疾病–药物模式,转变为体质–疾病–药物的治疗模式,更有效地治疗和预防疾病。

二、体质与针刺的耐受性及反应性

(一)体质差异直接影响人体对针刺治疗的耐受性

人的体质不同,对针刺的耐受性亦不同。如《灵枢·论痛》记载人有筋骨强弱、肌肉坚脆、皮肤厚薄、腠理疏密等体质差异,故对针刺治疗的耐受不同,明确指出:"人之骨强、筋弱、肉缓、皮肤厚者耐痛,其于针石之痛、火焫亦然""坚肉薄皮者,不耐针石之痛,于火焫亦然"。明确指出体质强者,其耐痛程度亦高,对药物的耐受力亦大,故可承受刺激强、作用迅速而明显的针石药物治疗;而体质弱者,不耐针石之痛,不可强刺激,故对此类患者,不宜用刺激强、作用迅速明显的针刺治疗。这种思想对于指导临床实践十分重要。

(二)体质状况与针刺反应有着密切关系

针刺得气的快慢不仅取决于医生取穴的准确与否和针刺的角度、方向、深度、留针时间等,还取决于患者的体质。不同体质的人因脏腑阴阳气血的差异,其对针刺的反应不同,得气快慢也有差别,故其疗效也不同。《灵枢·行针》云:"百姓之血气各不同形,或神动而气先针行,或气与针相逢,或针已出气独行,或数刺乃知,或发针而气逆,或数刺病益剧,凡此六者,各不同形。"其原理在于针刺反应与人体阴阳气血的盛衰与运行相关,如阴阳和调而血气充盛、运行滑利,则针刺得气快。临床可见年少力壮者,得气速且针感强;而肥胖者则气血迟钝,得气迟且针感较弱。

(三)针刺治疗应注意不同体质对针刺的耐受性和反应性

临床施用针刺治疗时应注意个体不同体质对针刺的不同耐受性和反应性,因人而针刺,既可达到祛除病邪、治疗疾病的目的,又可避免对人体正气的损伤。如《灵枢·阴阳二十五人》指出:"必先明知二十五人,则血气之所在,左右上下,刺约毕也。"强调体质是临床针刺须考虑的重要因素。因而《素问·三部九候论》提倡针刺治疗"必先度其形之肥瘦,以调其气之虚实,实则泻之,虚则补之"。

第七节　体质与康复

中医康复医学是以中医为理论基础的,在整体观念的指导下,强调康复要因人、因地、因时制宜,辨明病者的阴阳寒热虚实,而施以不同的康复措施。因为个体间存在着差异,每个个体都有其自身特性,而每种康复疗法又都有其自身的主治范围和功效特点。因而偏颇体质的康复又有特定的目的、原则与方法。

一、调体康复的目的

康复医学是主要针对伤残人、病残人、老年人及精神疾病患者等在身体上、精神上和职业上进行康复的学科。中医调体康复采用传统康复方法，对偏颇体质或易感疾病患者进行体质调理，以达到防病治病的目的。如对痰湿质的调体康复就在于纠正其痰湿停聚的体质倾向，或对痰湿质易感疾病患者从调理痰湿质入手进行康复治疗。

二、调体康复的原则

（一）因人、因地、因时制宜

针对不同体质类型者，要采用不同的康复方案，即因人、因时、因地的原则。如气郁质者，其人劳心、多忧于事，因此要多注意情感上的疏导，使肝气条达，疏泄有权，用药多从足厥阴肝经入手；这种人耐春夏，不耐秋冬，因此要针对气郁质者这种特点而采用有益于其身体健康的康复方案。不同体质的个体其阴阳、气血的多寡不同，因此选择康复方案时要考虑到康复者具体的身体状态。如有的人适宜饮食疗法，而有的人适宜药物疗法。在饮食疗法中，阳虚之体应配食一些温性之物，少施苦寒之药；而阴虚之体则应配食一些滋阴清热之品。药物疗法也一定要辨体施治。当然在制定康复方案时，还要考虑到各种社会因素、文化背景、宗教、生活方式和生活习惯等。男女体质有异亦应考虑在内。

（二）天人相应，形神兼调

中医康复学强调整体观念，它包括人与自然一体，人与社会一体，形神合一，形与神俱，人是形与神的结合体。根据个体体质的不同，采用相应不同的康复方案，是中医康复学的重要原则之一。天人相应在康复学中主要是指顺应、利用自然的规律和利用自然界的万物。如对有些病采取冬病夏治。有些患者素体阴虚，其病常在春夏之际诱发或加重，所以采取在秋冬之时养其阴，预防春夏之际发病。人既然生活在社会中，社会环境必然会影响着人。因此，从康复学角度来说，既要使患者很好地适应社会环境的变化，同时也要利用社会环境帮助患者的康复。

（三）三辨结合，有忌有宜

在中医康复过程中，依据三辨模式选择康复疗法。首先，在确定康复方案时，重视个体体质状况，以调节偏颇体质，恢复平和质作为中医康复的基本目标。同时，要根据不同的体质选择合适的康复项目。在采用相同运动量时，年轻、体质较强者宜选择强度较大、持续时间较短的方案，而中老年人、体质较差者则宜选择强度小而持续时间较长的方案。不同的疾病也影响着运动种类的选择和运动量的确定。如冠心病的防治，一般以耐力性练习项目为主，例如走、慢跑、骑自行车、游泳、登山等；而高血压病则以轻松性练习为主，如放松体操、太极拳、气功疗法、保健按摩、散步等。特别注意不选用该体质相对禁忌的康复疗法。

三、调体康复的方法

中医康复医学具有很多独特的方法，如针灸、推拿、药疗、食疗等，其他如传统物理疗法（香气疗法、冷疗、热疗、声疗、色彩疗法等）、药物外治康复法（蒸汽疗法、烫洗疗法、熨敷疗法、药浴等）、以情制情疗法（喜疗、怒疗、思疗、意疗等）、传统文娱疗法（钓鱼、书画、唱戏、舞蹈等）、传统体育疗法（五禽戏、八段锦、太极拳、康复操等）、药物内治法等。各种方法的使用均应考虑体质差异。康复与体质有着密切的关系，无论是对老年人保健性康复，还是对病患、残疾人的康复，在确定康复方案时，都应重视个体体质状况。否则不仅起不到康复作用，而且还会损伤人体正气，导致疾病的发生。此外，部分疾病痊愈后，患者的体质并未得到改善，这就为今后疾病的复发埋下了隐患。如胃痛、泄泻患者治愈后，患者脾气虚弱的体质尚未根本好转，一遇生冷不化饮食，很可能重新发病。眩晕患者经治疗症状得到控制，但患者痰湿质还继续存在，很有可能继发中风。这就需要及时指导患者继续服药调整，或在饮食方面加以调摄，有条件的可指导患者进食药膳，进行气功养生、呼吸吐纳锻炼，以期改善患者体质，协调阴阳平衡。

【学习小结】

体质在治疗原则的确定、具体治疗方法的选择和方药使用、临床方药与针刺治疗的宜忌及治疗的反应性、耐受性等方面，均有重要作用。"同病异治"和"异病同治"是治病求本的不同表现形式，反映在两者的重要基础体质上。

辨体论治是以人的体质作为认知对象，从体质状态及不同体质分类的特性把握其健康与疾病的整体要素与个体差异，在此基础上制定防治原则，选择相应的治疗、预防、养生方法，从而进行"因人制宜"的干预。辨体论治以体质为背景研究用药物改善偏颇体质，有利于未病先防和治病求本，亦有助于减少药物的不良反应和增强治疗效果。因个体体质有差异，故对不同性味之药物和针刺治疗各有宜忌，如以药物气味之偏调治纠正患者体质阴阳气血之偏，则为用药之所宜；相反，若以药物气味之偏从其体质阴阳气血之偏，则为用药之所忌。体质的差异也决定其对针刺疗法有不同宜忌和耐受性。

辨体－辨病－辨证诊疗模式是以体质、疾病、证候之间的内在联系为前提，将辨体、辨病、辨证相结合，进行综合运用的一种临床诊疗模式。它以辨体论治为基础和根本，突破了辨证论治的思维定式，拓展了中医临床思维空间，丰富了中医临床诊疗体系。

中医康复医学针对不同体质类型的人，因人制宜，采用不同的针对性方案，以促进康复。

【思考题】

1. 辨体论治有何重要意义？
2. 如何掌握辨体－辨病－辨证诊疗模式的内涵及其临床应用？
3. 如何理解体质与方药、针刺的耐受性、反应性？

第九章
体质养生与治未病

学习目的

1. 掌握　九种体质调体养生方法。
2. 熟悉　体质三级预防。
3. 了解　体质辨识在公共卫生和健康管理中的作用。

学习要点

1. 九种体质类型的精神调摄、运动调养、饮食调理、起居调护、针灸推拿等调养方法。
2. 体质养生与治未病是指在中医理论指导下，针对个体的体质特征，通过合理的精神调摄、饮食调养、起居调护、运动调养，并重视未病先防、欲病早治、既病防变、瘥后防复，改善体质，强壮体魄，提高人体对环境的适应能力，以预防疾病，从而达到健康长寿的目的。

第一节　体质与养生

中医养生主张因人、因时、因地制宜，总的原则是协调阴阳、顺应自然、谨慎起居、和调脏腑、通畅经络、形神共养等，具体包括精神调摄、运动调养、饮食调养、起居调护等措施。中医学因人制宜的思想，落实到养生就是"因人施养""因体施保"。养生应根据不同的体质类型，实施个体化保健。

一、平和质调养

（一）精神调摄

宜保持平和的心态，尽量适应四时的阴阳变化规律。如春季阳气生发，应去空气新鲜的户外进行活动，做到心胸开阔，情绪乐观；夏季天气炎热，易急躁上火，应尽量保持平稳之心情；秋季人们常会变得忧思悲伤，要多与他人交流沟通，保持乐观豁达的心态；冬季天气寒冷，万物藏匿，保养精神要以安定清静为根本，让心境处于淡泊宁静的状态。

《素问·上古天真论》谓："外不劳形于事，内无思想之患，以恬愉为务，以自得为功，形体不敝，精神不散，亦可以百数。"这是中医养生的一个很高的境界，也是平和质追求的目标。

（二）运动调养

形成良好的运动健身习惯。可根据个人爱好和耐受程度及四季寒热温凉的不同，选择运动健身项目，如运动量较小的郊游、放风筝、踢毽子等，运动量适中的跳绳、登高、骑马、射箭等。还有一些健身功法，如五禽戏、太极拳、八段锦、易筋经、形意拳等。尽量避免锻炼太过以耗正气，避免汗出太过以伤阴津。

（三）饮食调养

1. 调养原则　平和质饮食调养的第一原则是膳食平衡，要求食物多样化。《素问·脏气法时论》明确指出："五谷为养，五果为助，五畜为益，五菜为充，气味合而服之，以补精益气。"体现出中国传统膳食杂食平衡整体观。

在平衡膳食的基础上，平和质的饮食调养还应注意气味调和，因时施膳，根据不同的季节选择适宜的饮食，以维护机体的阴阳平衡，保障健康。

2. 调养宜忌　饮食宜粗细合理搭配，多吃五谷杂粮、蔬菜瓜果，少食过于油腻及辛辣食品；不要过饥过饱，也不要进食过冷过烫或不洁净食物；注意戒烟限酒。

3. 药膳举例

（1）荠菜鸡蛋汤

［原料］新鲜荠菜240g，鸡蛋4个，精盐、味精、植物油各适量。

［制作］新鲜荠菜去杂洗净，切成段，放进盘内，将鸡蛋打入碗内，用筷子顺着同一方向拌匀。炒锅上旺火，放水加盖烧沸，放入植物油，接着放入荠菜，再煮沸，倒入鸡蛋稍煮片刻，加入精盐、味精，盛入大汤碗内即成。

［效用］补心安神，平肝明目，清热利水。适合平和质春季保健食用。

（2）苦瓜黄豆煲排骨

［原料］新鲜苦瓜1000g，黄豆100g，猪排骨500g，生姜2~3片。

［制作］苦瓜洗净，去核瓤，切片状；黄豆洗净，稍浸泡；猪排骨洗净，斩为段状。然后与生姜一起放进瓦煲内，加入清水1500mL（约6碗水量），先用武火煲沸，改文火煲1小时，调入适量食盐和生抽便可。

［效用］清暑祛热。适合平和质夏季保健食用。

（3）栗子焖鸡

［原料］肥母鸡1只，栗子仁200g，杏仁10g，核桃仁20g，红枣5枚，姜丝、葱段少许，料酒、味精、盐、芝麻酱、白糖、食用油、香油、豆粉各适量。

［制作］①将核桃仁、杏仁放在碗内，用沸水烫后去皮，捞出沥干水；杏仁、核桃仁放入四成熟油锅中，用漏勺上下翻身，炸至金黄色、油泡较少、大部分脱水时，捞在盘中摊开，待冷脆时用木棒滚压，研成末待用。②用刀把栗子仁斩成两半待用。③鸡洗干净后，剁成3cm见方的块。炒锅烧热，用素油滑锅，再加入食用油25g，在武火上烧至六成熟，投进鸡块，煸至皮成黄色，加入料酒、姜丝、白糖、酱油，烧至黄色，放入红枣烧沸，调至文火，盖上盖，焖烧1小时左右，倒入栗子，再焖15分钟。④锅内放卤水在武火上烧沸，放入芝麻酱拌和，淋上少许湿豆粉，拌匀，着薄芡，加入食用油50g，用手勺反复推拌，使芡粉肥胀起泡沫，放入麻油略拌，出锅浇在鸡面上，撒上杏仁、核桃仁末即成。

［效用］健脾益气，止咳化痰。适合平和质秋季保健食用。

（4）羊肉羹

［原料］羊肉150g，萝卜1只，草果5g，陈皮5g，高良姜5g，胡椒5g，葱白3根，姜少许。

［制作］羊肉剔去筋膜，洗净后放入沸水锅内漂去血水，捞出后再用凉水漂洗干净，切成约

1cm 见方的丁。萝卜洗净，切成薄片。草果、陈皮（撕去白心）、高良姜用纱布袋装好，扎紧袋口。胡椒拍破。葱白切成段。姜洗净拍破。将羊肉丁、纱布药袋放入砂锅内，加清水、葱、姜，用武火烧沸后，撇去浮沫，转用文火煨 2~3 小时，至肉酥烂，捞去药包、葱、姜，略调味成。

［效用］补肾助阳。适合平和质冬季保健食用。

（四）起居调护

起居宜规律。尽量做到春夏季"夜卧早起"，秋季"早卧早起"，冬季"早卧晚起"，以应春生、夏长、秋收、冬藏的物候规律，保持睡眠的规律与充足。劳逸相结合，穿戴求自然，饭后宜缓行百步，不能食后即睡。

（五）针灸推拿

1. 选穴　涌泉、足三里。

2. 简便取穴

（1）涌泉　足趾跖屈时，约当足底（去趾）前1/3 凹陷处。

（2）足三里　膝关节弯曲成直角，髌骨下方凹陷处向下四横指，离胫骨前崤约一拇指宽即是。

3. 功效　涌泉是人体保健要穴，具有滋补肝肾、健脑明目的功效。足三里可健脾和胃、益气生血，是人体养生保健要穴。

4. 操作　用拇指或中指指腹按压穴位，做轻柔缓和的环旋活动，以穴位感到酸胀为度，按揉 2~3 分钟。每天操作 1~2 次。

二、气虚质调养

（一）精神调摄

心态宜乐观。气虚质性格偏内向，因此要做自我调整，培养豁达乐观的态度，且不可过度劳神。宜欣赏节奏明快的音乐，如笛子曲《喜相逢》等。

（二）运动调养

运动宜柔缓。气虚质锻炼宜采用低强度的运动方式，适当增加锻炼次数，而减少每次锻炼的总负荷量，控制好运动时间，循序渐进地进行。不宜做大负荷运动和大出汗的运动，避免剧烈运动，忌用猛力，以免耗伤元气。

可选择比较柔和的传统健身项目，如八段锦。在做完全套八段锦动作后，将"两手攀足固肾腰"和"攒拳怒目增力气"各加做 1~3 遍。

还可采用提肛法防止脏器下垂。具体方法：全身放松，注意力集中在会阴肛门部。首先吸气收腹，收缩并提升肛门，停顿 2~3 秒之后，再缓慢放松呼气，如此反复 10~15 次。

（三）饮食调养

1. 调养宜忌　宜选用性平偏温、健脾益气的食物，少吃或不吃空心菜、槟榔、生萝卜等耗气食物。不宜多食生冷苦寒、辛辣燥热的食物。由于气虚者多有脾胃虚弱，因此饮食不宜过于滋腻，不能蛮补，否则易导致脾胃呆滞而出现腹胀、食欲不振等。

2. 食物分类

（1）动物性食物　如牛肉、鸡肉、鸡蛋、鹌鹑（蛋）等。

（2）谷类及豆类食物　如大米、山药、莲子、白扁豆、黄豆、豆腐等。

（3）果蔬类食物　如南瓜、大枣、胡萝卜、香菇等。

3. 食物举例

（1）牛肉　性平，味甘，归脾、胃经。《本草拾遗》言其"消水肿，除湿气，补虚，令人强筋骨、壮健"。《韩氏医通》言："黄牛肉，补气，与绵黄芪同功。"牛肉有补脾胃、益气血、强筋骨等功效，补气之力尤为显著，故气虚质宜常食之。

（2）鸡肉　性温，味甘，入脾、胃、肝经。《日华子本草》言："黄雌鸡：止劳劣，添髓补精，助阳气，暖小肠，止泄精，补水气。黑雌鸡：安心定志，治血邪，破心中宿血及痈疽排脓，补心血，补产后虚羸，益色助气。"其性温，具有助阳气、补精髓等作用，对老年人气虚质较为适宜，也可用于病后虚弱之人等。

（3）山药　性平，味甘，归肺、脾、肾经。山药具有补脾养胃、生津益肺、补肾涩精等功效，以山药为主的药膳适合气虚质或兼阴虚质食用。

（4）南瓜　性温，味甘，入脾、胃经。南瓜具有补中益气、健脾暖胃等功效，适合气虚质食用。

（5）粳米　性平，味甘，入肺经。《本草纲目》指出，五谷之中"惟此谷得天地中和之气，同造化生育之功，故非他物可比"。粳米和五脏，能补中益气、健脾养胃、养阴生津、除烦止渴，适合各种体质，尤其适合气虚质食用。

但需注意粳米非精米，目前人们经常食用的米经过精细加工，表面的粗纤维分子、蛋白质、维生素很多被破坏，所以日常生活中应适当食用未经精细打磨的糙米。

4. 药膳举例

（1）黄芪童子鸡

［原料］童子鸡1只，生黄芪9g。

［制作］取童子鸡洗净，用纱布袋包好生黄芪，取一根细线，一端扎紧纱布袋口，置于锅内，另一端则绑在锅柄上。在锅中加姜、葱及适量水煮汤，待童子鸡煮熟后，拿出黄芪包。加入盐、黄酒调味，即可食用。

［效用］益气补虚。适合气虚质易自汗，或易反复感冒者日常食用。

（2）山药粥

［原料］山药30g，粳米180g。

［制作］将山药和粳米一起入锅加清水适量煮粥，煮熟即成。此粥可在每日晚饭时食用。

［效用］补中益气，益肺固肾。适合气虚质，亦可用于肺、脾、肾偏虚者辅助调养食用。

（3）黄芪党参汽锅鸡

［原料］黄芪20g，党参20g，子母鸡1只，葱、生姜、食盐、料酒、味精、花椒水各适量。

［制作］①子母鸡宰杀后，去毛和内脏，剁成3cm见方的鸡块，放入沸水锅内烫3分钟捞出，洗净血沫，装入汽锅内，加入葱、生姜、食盐、味精、料酒、花椒水等。②黄芪片、党参切4cm长的段，洗净，放入汽锅内，盖上盖，上笼蒸3小时取出，拣去生姜、葱、黄芪即成。

［效用］补中益气，升阳举陷。适合气虚质有轻度内脏下垂者日常食用。

（4）南瓜粳米粥

［原料］南瓜50g，粳米100g。

［制作］南瓜切成小块与粳米同煮成粥。

［效用］补中益气，健脾暖胃。适合气虚质易体倦乏力、食欲不佳者食用。

（5）健脾膏

［原料］党参90g，怀山药、芡实、茯苓、扁豆、莲子各180g，广陈皮45g，薏苡仁180g，白术60g，糯米3L，粳米7L。

［制作］以上各药味微炒香，为细末，另将糯米、粳米各蒸熟晒干后炒爆，磨成细粉，与各味和匀，加白糖7.5kg（如嫌糖量重，可酌减，以适量为准），用模印成块，烘干。小儿视年龄适量服之；营养不良者，可常服。

［效用］健脾益气，和胃渗湿。适合气虚质偏消瘦易便溏者食用。

（四）起居调护

起居勿过劳。提倡劳逸结合，不要过于劳作，以免损伤正气，并且要注意规律作息。居室环境应采用明亮的暖色调。

气虚质适应寒暑变化之能力较差，不耐受风、寒、暑热的气候。在夏季烈日炎热之时，要注意加强防护，同时也要注意不宜过于贪凉，不要让室内外温度相差太大。夏季午间应适当休息，保持充足的睡眠。

气虚质容易感冒，平时应避免汗出受风。常在空调居室和供暖气的房间久居者，患感冒的概率较大，应多在自然气候环境下活动。老幼等体弱之人慎用凉水淋浴。

气虚质也要注意房事不要过度，以免耗伤肾气。

（五）针灸推拿

1. 选穴　气海、关元。

2. 简便取穴

（1）气海　取穴时，可采用仰卧姿势。气海位于下腹部，前正中线上，从脐到耻骨上方画一直线，将此线十等分，从脐往下3/10处，即是此穴。

（2）关元　取穴时，可采用仰卧姿势。关元位于下腹部，前正中线上，从脐到耻骨上方画一直线，将此线五等分，从脐往下3/5处，即是此穴。

3. 功效　气海具有培补元气、益肾固精、补益回阳、延年益寿之功。关元具有培元固本、补益下焦之功。

4. 操作　用掌根着力于穴位，做轻柔缓和的环旋活动，每穴按揉2~3分钟，每天操作1~2次。还可采用艾条温和灸，增加温阳益气的作用。点燃艾条或借助温灸盒，对穴位进行温灸，每次10分钟。温和灸可每周操作1次，或每在节气转换日艾灸1次。

三、阳虚质调养

（一）精神调摄

心态要阳光。阳虚质性格沉静、内向。因此，要加强精神调养，宜保持积极向上的心态，尽量避免和减少悲伤、惊恐等不良情绪的影响。在日常生活中，可以多听诸如《黄河大合唱》等激昂、高亢、豪迈的音乐，还可以选择一些优美、畅快的旋律或轻音乐。

（二）运动调养

运动避风寒。宜在阳光充足的环境下适当进行舒缓柔和的户外活动，日光浴、空气浴是较好的强身壮阳之法。根据中医学"春夏养阳，秋冬养阴"的观点，阳虚质锻炼时间最好选择春夏，一天中又以阳光充足的上午为最好时机，其他时间锻炼则应当在室内进行。冬季要避寒就温，春夏季多晒太阳，每次不得少于 30 分钟。

中国传统体育中的一些功法，如八段锦，在完成整套动作后将"五劳七伤往后瞧"和"两手攀足固肾腰"加做 1~3 遍，可以振奋阳气，促进阳气的生发和流通。阳虚质的人也可经常按摩督脉上的穴位，如长强、腰俞、命门等，可以起到疏通阳气、强身健体的作用。

（三）饮食调养

1. 调养宜忌　宜选用甘温补脾阳、温肾阳为主的食物。少食生冷、苦寒、黏腻食物，如田螺、螃蟹、海带、紫菜、芹菜、苦瓜、冬瓜、西瓜、香蕉、柿子、甘蔗、梨、绿豆、蚕豆、绿茶、冷冻饮料等。即使在盛夏也不要过食寒凉之品。

2. 食物分类

（1）动物性食物　如羊肉、虾、带鱼、黄鳝等。

（2）谷类及豆类食物　如糯米、高粱等。

（3）果蔬类食物　如核桃、栗子、腰果、松子、荔枝、龙眼、生姜、韭菜、茴香等。

（4）其他食物　如肉桂、辣椒、花椒、红茶等。

3. 食物举例

（1）羊肉　性温，味甘，归脾、肾经。《本草纲目》言羊肉"暖中补虚，补中益气，开胃健力，益肾气"。羊肉具有益气补虚、温中暖下、补肾壮阳的作用，尤其适合阳虚质，特别是老年体衰者冬令进补食用。

凡有口舌生疮、牙齿肿痛、咳吐黄痰、牙痛等症状者不宜食用；患肝病、高血压、急性肠炎或其他感染性疾病及发热期间不宜食用；外感病邪，素体有热者慎用；暑热天慎食之；水肿、骨蒸、疟疾、外感及一切热性病症者禁食。

（2）胡桃仁　味甘，性温，入肺、肝、肾经。胡桃仁能补肾助阳、温肺定喘、润肠通便，适合阳虚质食用，适合生吃、水煮、糖蘸、烧菜等多种食法。

胡桃仁的重量为 20~30g，每天吃 5~6 个为宜。如吃得过多，会生痰、恶心，严重者会有严重的腹泻，甚至水样大便。凡阴虚火旺、痰热咳嗽、便溏腹泻、素有内热盛及痰湿重者均不宜食用。

（3）韭菜　韭菜又称"起阳草"，味甘、辛，性温，无毒，入肝、胃、肾经。韭菜具有补肾壮阳、温中行气、健脾开胃等功效，适合阳虚质老年人有腰膝冷痛、食欲不佳者常食。韭菜还有行气活血散瘀作用。

（4）生姜　性温，味辛，入肺、胃、脾经。生姜具有内能温胃止呕、温肺祛痰，外可发散表寒等功效，适合阳虚质易患呕吐、咳喘、风寒感冒者食用。生姜亦可用作健脾开胃的辅助调养。阳虚质者可在做菜的时候放姜，还可口嚼生姜，也可把生姜切片以后放在脐上，或生姜煮水泡脚。

4. 药膳举例

（1）当归生姜羊肉汤

［原料］当归 20g，生姜 30g，羊肉 500g。

〔制作〕当归、生姜冲洗干净，用清水浸软，切片备用。羊肉剔去筋膜，放入开水锅中略烫，除去血水后捞出，切片备用。将当归、生姜、羊肉放入砂锅中，加清水、料酒、食盐，旺火烧沸后撇去浮沫，再改用小火炖至羊肉熟烂即成。

〔效用〕温中补血，祛寒止痛。适合阳虚质容易出现怕冷、腰膝酸软、痛经、月经量少者食用。

（2）韭菜炒胡桃仁

〔原料〕胡桃仁 50g，韭菜 200g。

〔制作〕胡桃仁开水浸泡去皮，沥干备用。韭菜择洗干净，切成寸段备用。麻油倒入炒锅，烧至七成热时加入胡桃仁，炸至焦黄，再加入韭菜、食盐，翻炒至熟。

〔效用〕温肾助阳。适合阳虚质容易出现腰膝冷痛、阳痿者食用。

（3）肉苁蓉粥

〔原料〕肉苁蓉 30g（酒浸一宿，刮去皱皮，细切），粳米 100g，鹿角胶 15g（切碎，炒令黄燥，为末），羊肉 120g（细切），葱、姜、盐各少许。

〔制作〕煮羊肉、肉苁蓉、粳米作粥，临熟，下鹿角胶末，用盐、酱油、味精调和食之。

〔效用〕补肾温阳，润肠通便。适合阳虚质容易出现便秘、小便清长、夜尿频多者食用。中老年人阳虚质者尤为适宜。

（4）肉桂鸡肝汤

〔原料〕肉桂 5g，鸡肝 1 具，生姜、葱、料酒、味精各适量。

〔制作〕肉桂洗净，切成长 2cm、宽 1cm 的块；鸡肝洗净，一破 4 片，放入瓦锅内，加入葱、生姜、食盐、料酒、清水各适量。将瓦锅置入盛有水的锅中，隔水炖至鸡肝熟即成。食用时加味精少许。

〔效用〕温补肾阳。适合阳虚质易发手足冰冷、脘腹冷痛、夜尿频多者食用。

（四）起居调护

起居要保暖。阳虚质由于机体阳气不足，失于温煦，故在日常起居中要注意避寒取暖，养护阳气。特别是冬季要适当多穿衣服，尽量吃温热的食物，尤其要注意背部、腰部和下肢的保暖。居住环境以温和的暖色调为宜。

阳虚质不宜在阴暗、潮湿、寒冷的环境下长期工作和生活。白天应保持一定的活动量，激发体内阳气。睡觉前尽量不要饮水，睡前将小便排净。

阳虚质应坚持睡前用热水泡脚，或刺激足部穴位促进气血运行。泡脚时用 40～50℃ 的水，水量以淹没踝部为好，双脚浸泡 15 分钟。同时，用手缓慢、连贯地按摩双脚，直至自己感觉双脚微微有发热感为止。如在水中再加入一些温阳药物，如阳起石、杜仲、续断、菟丝子等，效果更佳。

（五）针灸推拿

1. 选穴　百会、肾俞、气海、关元、足三里。

2. 简便取穴

（1）百会　两侧耳尖连线之中点取之。

（2）肾俞　背部，第 2 腰椎棘突下，旁开 1.5 寸。

（3）气海　取穴时，可采用仰卧姿势。气海位于下腹部，前正中线上，从脐到耻骨上方画一直线，将此线十等分，从脐往下 3/10 处，即是此穴。

（4）关元　取穴时，可采用仰卧姿势。关元位于下腹部，前正中线上，从脐到耻骨上方画一直线，将此线五等分，从脐往下 3/5 处，即是此穴。

（5）足三里　膝关节弯曲成直角，髌骨下方凹陷处向下四横指，离胫骨前嵴约一拇指宽即是。

3. 功效　百会具有益气升阳之效，关元、气海具有培元固本、补益下焦之功。三穴合用，既可交会任督二脉，又可益气培元、升举阳气。肾为先天之本，取肾俞可补益肾气；脾胃为后天之本，取足三里可调理脾胃、补益气血，使后天得以充养先天。故诸穴合用，可使气血渐旺、阳气渐充。

4. 操作　百会用平刺法，留针 30 分钟，不行针。其余穴位可行针刺补法，或正面、背面交替使用温针灸。居家保健可用温和灸方法，点燃艾条或借助温灸盒，对穴位进行温灸，每次 10 ~ 15 分钟，以皮肤微微潮红为度。每周进行 1 ~ 2 次。关元还可采用掌根揉法，按揉每穴 2 ~ 3 分钟，每天 1 ~ 2 次。也可配合摩擦腰肾法温肾助阳，方法是以手掌鱼际、掌根或拳背摩擦两侧腰骶部，每次操作约 10 分钟，以摩至皮肤温热为度，每天 1 次。

四、阴虚质调养

（一）精神调摄

心态要淡泊。阴虚质宜加强自我修养、培养自己的耐性，尽量减少与人争执、动怒，可在安静、优雅环境中练习书法、绘画等。有条件者可选择在环境清新凉爽的海边、山林旅游休假。多听一些节奏舒缓的轻音乐，如《小夜曲》等。

（二）运动调养

运动勿太过。阴虚质由于体内津液精血等不足，所以运动的时候往往容易出现口干舌燥、面色潮红、小便少等症状，因此宜做中小强度、间断性的运动项目，注意控制出汗量、及时补充水分；不宜进行大强度、大运动量的锻炼，避免在炎热的夏天或闷热的环境中运动。可选择八段锦，在做完八段锦整套动作后将"摇头摆尾去心火"和"两手攀足固肾腰"加做 1 ~ 3 遍；也可选择太极拳、太极剑等。由于任脉为"阴脉之海"，阴虚质者平时可以多做扩胸运动，让整个胸腔随之开合，加强胸部锻炼，有助于任脉的畅通。

（三）饮食调养

1. 调养宜忌　宜选用甘凉滋润的食物。少食温燥、辛辣、香浓的食物，如羊肉、韭菜、茴香、辣椒、葱、蒜、葵花子、酒、咖啡、浓茶，以及荔枝、龙眼、樱桃、杏、大枣、核桃、栗子等。

2. 食物分类

（1）动物性食物　如鸭肉、猪瘦肉、海参、鳖、海蜇等。

（2）谷类及豆类食物　如黑芝麻、小麦等。

（3）果蔬类食物　如百合、枸杞子、桑椹子、梨、荸荠、甘蔗等。

（4）其他食物　如蜂蜜、银耳、燕窝等。

3. 食物举例

（1）鸭肉　味甘、咸，性微寒，归脾、胃、肺、肾经。《本草纲目》言鸭肉"主大补虚劳，最消毒热，利小便，除水肿，消胀满，利脏腑，退疮肿，定惊痫"。鸭肉具有滋阴补虚、清退虚热、补血生津、利水消肿等作用，对改善阴虚质的口干、眼干、咳嗽、盗汗、小便不利等症状较适宜。

鸭肉性凉，对于阳虚质常见胃部冷痛、腰痛、腹泻清稀等，皆应少食。

（2）海参　味甘、咸，性温，归心、肾经。海参有补肾、填精、养阴、补血、润燥的作用。海参富含黏多糖，可提高机体免疫力，营养丰富，是一种高蛋白、低脂肪、低胆固醇的海味珍品，加上其肉质细嫩，易于消化，所以非常适合阴虚质食用。

《随息居饮食谱》指出："脾弱不运，痰多便滑，客邪未尽者，均不可食。"故泄泻者忌用，脾胃虚弱者慎用。

（3）黑芝麻　性平，味甘，归肝、肾、大肠经。《本草备要》言其既能"补肝肾，润五脏，滑肠"，又可"明耳目，乌须发，利大小肠，逐风湿气"。故其功擅补肝肾、益精血、润肠燥，适用于阴虚质易患两目干涩、须发早白、耳鸣、耳聋及习惯性便秘者食用。

因本品有润肠致泻作用，故气虚质、阳虚质及脾虚便溏者应少用。

（4）百合　性微寒，味甘、微苦，入心、肺经。百合具有养阴润肺、清心安神的功效，适用于阴虚质易患咽喉干燥、鼻腔干燥、干咳少痰及心烦失眠者食用。

（5）蜂蜜　味甘，性平，归肺、脾、大肠经。《神农本草经》言其"安五脏，诸不足，益气补中，止痛解毒，除众病，和百药"。《本草纲目》谓："蜂蜜……入药之功有五：清热也，补中也，解毒也，润燥也，止痛也。"适合气虚、阴虚质兼夹之人食用。

4. 药膳举例

（1）冰糖炖海参

［原料］水发海参50g，冰糖少许。

［制作］将水发海参洗净，放入瓦锅内，加水适量，放入盛有水的锅内，隔水炖至熟烂。在锅内放冰糖屑，加少量水，熬成糖汁，倒入海参即成。

［效用］补肾益阴，养血润燥。适合阴虚质食用，常感咽干口燥、皮肤干燥者更为适宜。糖尿病患者忌食。

（2）蜂蜜银耳蒸百合

［原料］百合120g，蜂蜜30g，银耳30g。

［制作］将百合、蜂蜜、银耳拌和均匀，蒸令熟软。

［效用］滋阴润燥。适合阴虚质长期食用，有习惯性便秘、虚烦失眠多梦者尤宜。糖尿病患者忌食。

（3）莲子百合煲鲍鱼汤

［原料］莲子、百合各80g，猪瘦肉450g，鲍鱼300g，生姜3片，生葱1条。

［制作］莲子、百合洗净，浸泡1小时，莲子去心；鲍鱼和猪瘦肉亦洗净，不必刀切。先在锅内下适量清水烧沸，放入生姜1片、葱1条，稍后再下鲍鱼和瘦肉，慢火煮约5分钟，取出洗净。把清水3000mL（约12碗水量）放进瓦煲内，武火煲沸后放进鲍鱼、瘦肉、百合和生姜，滚后改为文火煲2小时，加入莲子再煲1小时，调入适量食盐和少许生油便可。

［效用］滋阴益精，清心除烦。适合阴虚质食用，尤其适合阴虚质容易出现心烦、急躁等表现者食用。

（4）枸杞粥

［原料］枸杞子30g，粳米60g。

　　［制作］加水适量，煮粥。供早点或晚餐服食，四季均可。

　　［效用］滋肾阴、补任脉，并可养肝明目。适合阴虚质有耳鸣、耳聋倾向，并容易出现腰膝酸软、头晕目眩、久视昏暗者食用。凡脾胃虚弱，经常泄泻者忌服。

　　（5）玉竹百合猪瘦肉汤

　　［原料］玉竹、百合各 30g，猪瘦肉 300g，生姜 2~3 片。

　　［制作］玉竹、百合用清水洗净，稍浸泡；猪瘦肉亦用清水洗净，整块不用刀切；然后一起与生姜放进瓦煲内，加入清水 2000~2500mL（8~10 碗水量）。武火煲沸后改为文火煲 2~3 小时，调入适量食盐和少许生油便可。

　　［效用］滋阴润燥。适合阴虚质容易出现干咳、少痰者食用。

（四）起居调护

　　阴虚质者应保证充足的睡眠时间，避免过分熬夜，以藏养阴气。高度紧张的工作、剧烈运动、高温酷暑的环境等均应尽量避免，不宜洗桑拿、泡温泉。

　　阴虚质者也要节制房事，惜阴保精。

　　阴虚质者可以多练习腹式呼吸，加强腹部任脉经气的畅通，有助于交通心肾，改善睡眠。

（五）针灸推拿

1. 选穴　太溪、三阴交。

2. 简便取穴

　　（1）太溪　位于足内侧，内踝后方与跟骨筋腱之间的凹陷处。

　　（2）三阴交　在小腿内侧，内踝尖上 3 寸，胫骨内侧缘后方，正坐屈膝成直角取穴。

3. 功效　太溪为肾经原穴，具有滋阴补肾、强健腰膝的功效。三阴交为足厥阴肝经、足太阴脾经、足少阴肾经交会之处，脾主统血、为气血生化之源，肝藏血，肾藏精，三阴交能益精养血补阴，从而改善阴虚体质。

4. 操作　采用指揉的方法，每个穴位按揉 2~3 分钟，每天操作 1~2 次。或用毫针补法，刺入 1 寸左右，留针 30 分钟，每周 1~2 次。

五、痰湿质调养

（一）精神调摄

　　心态要积极。痰湿质性格温和，处事稳重，多善于忍耐。但由于痰湿内蕴，阻遏阳气，易产生疲倦感。因此宜多参加社会活动，培养广泛的兴趣爱好。还可以适当听一些节奏强烈、轻快振奋的音乐，如施特劳斯的圆舞曲系列、比才的《卡门序曲》、《拉德茨基进行曲》、二胡《赛马》等。

（二）运动调养

　　运动应持久。痰湿质形体多肥胖，身重易倦，故应根据自己的具体情况循序渐进，长期坚持运动锻炼。一切针对单纯性肥胖的体育健身方法都适合痰湿质的人，如散步、慢跑、打乒乓球、打羽毛球、打网球、游泳、练武术，以及适合自己的各种舞蹈。痰湿质要加强机体物质代谢，应当做较长时间的有氧运动。一般热身 15 分钟左右，开始慢慢增加频率，运动量 1 小时为最佳。

运动时间应当在下午 2：00—4：00 自然界阳气极盛之时，且运动环境应温暖宜人。痰湿质者一般体重较重，运动负荷强度较大时，要注意运动节奏，循序渐进地进行锻炼，以保障安全。对于体重超重，陆地运动能力差的人，应当进行游泳锻炼。

（三）饮食调养

1. 调养宜忌

痰湿质宜选用健脾助运、祛湿化痰的食物，少食肥、甜、油、黏（腻）的食物。吃饭不宜过饱，要吃七分饱，忌暴饮暴食和进食速度过快。

2. 食物分类

（1）动物性食物　如鲤鱼、鲫鱼、鲈鱼、海带、海蜇、文蛤等。

（2）谷物及豆类食物　如扁豆、薏苡仁、赤小豆、山药等。

（3）果蔬类食物　如冬瓜、荷叶、白萝卜、生姜、荠菜、紫菜等。

3. 食物举例

（1）薏苡仁　性凉，味甘、淡，入脾、肺、肾经。《神农本草经》将其列为上品。薏苡仁具有利水、健脾、除痹、清热排脓的功效，营养丰富，作用缓和，微寒而不伤胃，益脾而不滋腻，适合痰湿质日常食用。

（2）鲤鱼　味甘，性平，归脾、肾经。《本草纲目》言："鲤，其功长于利小便，故能消肿胀、黄疸、脚气、喘嗽、湿热之病，煮食下水气，利小便。"鲤鱼具有补脾健胃、利水消肿的作用，适合痰湿质食用。

（3）扁豆　味甘，性平，归脾、胃经。《本草纲目》曰："硬壳白扁豆，其子充实，白而微黄，其气腥香，其性温平，得乎中和，脾之谷也。入太阴气分，通利三焦，能化清降浊，故专治中宫之病，消暑除湿而解毒也。其软壳及黑鹊色者，其性微凉，但可供食，亦调脾胃。"扁豆具有健脾和胃、消暑化湿等功效，适合痰湿质见脘腹胀满者食用。

（4）赤小豆　性平，味甘、酸，归心、肝经。《神农本草经》言其"主下水，排痈肿脓血"。赤小豆具有利水消肿、解毒排脓等功效，适合痰湿质易患水肿等病症者食用。现代研究证明，红小豆含有皂草苷物质成分，具有通便、利尿和消肿作用，能解酒、解毒。

（5）白萝卜　性凉，味甘，归肺、胃经。白萝卜具有消食化积、清热化痰、下气宽中的功效，适合痰湿质形体肥胖、痰多者食用。现代研究发现，常吃白萝卜能降血脂、血压，减肥。

（6）冬瓜　味甘淡，性凉，归肺、大小肠、膀胱经。《神农本草经》谓其"久服，轻身耐老"。唐代食疗专家孟诜认为冬瓜果实能"益气耐老"，并指出"欲得体瘦轻健者，则可长食之；若要肥，则勿食也"。提示冬瓜不仅有抗衰老作用，且能减肥。冬瓜具有利水消肿、化痰降脂的功效，适合痰湿质见眼睑浮肿、形体肥胖者食用。

（7）紫菜　味甘、咸，性寒，归肺经。紫菜具有化痰软坚、清热利尿的功效，适合痰湿质食用。

（8）荷叶　味苦、涩，性平，入心、肝、脾经。其能利湿升清降脂。荷叶具有清热利湿、升发清阳、降血脂等功效，适合痰湿质有血脂偏高倾向者食用。

4. 药膳举例

（1）山药冬瓜汤

［原料］山药 50g，冬瓜 150g。

［制作］山药、冬瓜置锅中慢火煲 30 分钟，调味后即可食用。

［效用］健脾益气利湿。适合痰湿质，尤其是单纯性肥胖者食用。

（2）薏苡仁粥

［原料］生薏苡仁50g，粳米60g。

［制作］生薏苡仁、粳米同放锅中，武火煮沸后文火煮2小时，加入适量白糖调味即可。

［效用］除湿化痰，健脾益气。适合痰湿质或兼湿热质者食用，尤其是伴有形体肥胖者。

（3）赤小豆鲤鱼汤

［原料］活鲤鱼1尾（约800g），赤小豆50g，陈皮10g，草果6g。

［制作］将活鲤鱼去鳞、鳃、内脏；将赤小豆、陈皮、草果填入鱼腹，放入盆内，加适量料酒、生姜、葱段、胡椒及食盐少许，上笼蒸熟即成。

［效用］除湿化痰，利水消肿。适合痰湿质常感胸闷痰多、眩晕、水肿者食用。

（4）昆布海藻排骨汤

［原料］昆布、海藻各40g，猪排骨500g，生姜2~3片。

［制作］昆布、海藻洗净，稍浸泡30分钟；猪排骨洗净斩为小块，然后与生姜一起放进瓦煲内，加入清水3000mL（约12碗水量）；先用武火煲沸，再改为文火煲3.5小时，调入适量食盐和少许生油便可。

［效用］软坚消痰。适合痰湿质血压有升高倾向、有眩晕症状者食用。

（5）减肥茶

［原料］干荷叶30g，生山楂10g，生薏苡仁10g，陈皮5g。

［制作］上药共制细末，混合，用沸水冲泡即可。每日1剂，不拘时代茶饮。

［效用］化痰降浊，健脾祛湿。适合痰湿质肥胖，有血脂偏高倾向者尤宜饮用。

（四）起居调护

起居避潮湿。痰湿质以湿浊偏盛为特征，不宜在潮湿环境中久留。湿性重浊，易阻滞气机，遏伤阳气。因此居住环境宜温暖干燥，衣着应透气散湿，面料以棉、麻、丝等天然纤维为主，这样有利于汗液蒸发，祛除体内湿气。痰湿质应常洗热水澡，程度以全身皮肤微微发红、通身汗出为宜。

痰湿质嗜睡，所以应适当减少睡眠时间，不要过于安逸，晚上睡觉枕头不宜过高，防止打鼾加重；应多进行户外活动，以舒展阳气，通达气机。痰湿质的人平时还应定期检查血糖、血脂、血压。

（五）针灸推拿

1. 选穴　丰隆、足三里。

2. 简便取穴

（1）丰隆　在犊鼻（外膝眼）与外踝尖连线的中点，胫骨前嵴外2横指处。正坐屈膝或仰卧位取穴。

（2）足三里　膝关节弯曲成直角，髌骨下方凹陷处向下四横指，离胫骨前嵴约一拇指宽即是。

3. 功效　丰隆为胃经络穴，联络脾经，能调治脾胃，为化痰要穴，具有化湿祛痰的功效。足三里为胃之下合穴，具有补益脾胃、健脾化痰的功效。

4. 操作　采用指揉、刮痧、艾灸等方法。每个穴位按揉2~3分钟，每天操作1~2次。每穴艾灸 10 分钟，每天 1 次。

六、湿热质调养

（一）精神调摄

情绪宜稳定。湿热质宜稳定情绪，尽量避免烦恼，可选择不同形式的兴趣爱好。多听曲调悠扬的音乐，如《高山流水》等。

（二）运动调养

宜做强度较大的运动，如中长跑、游泳、各种球类、武术等。夏季应避免在烈日下长时间活动。在秋高气爽的季节，选择爬山登高，更有助于祛除湿热。也可做八段锦，在完成整套动作后将"双手托天理三焦"和"调理脾胃须单举"加做 1～3 遍。

（三）饮食调养

1. 调养宜忌　宜食用甘寒或苦寒的清热利湿食物。少食羊肉、动物内脏等肥厚油腻之品，以及韭菜、生姜、辣椒、胡椒、花椒及火锅、烹炸、烧烤等辛温助热的食物。

2. 食物分类

（1）动物性食物　如泥鳅、田螺、鸭肉等。

（2）谷物及豆类食物　如绿豆（芽）、绿豆糕、赤小豆等。

（3）果蔬类食物　如马齿苋、芹菜、黄瓜、苦瓜、西瓜、冬瓜、丝瓜、莲藕、荸荠、梨、薏苡仁、莲子、茯苓等。

（4）其他食物　绿茶、花茶。

3. 食物举例

（1）泥鳅　性平，味甘，入脾、胃经。《本草纲目》记载其"暖中益气，醒酒，解消渴"。泥鳅具有利水解毒、补脾益肾等功效，适合湿热质食用。

（2）绿豆　性凉，味甘，入心、胃经。李时珍称其为"济世之良谷"。绿豆具有清热利水、清热解毒、清热解暑的功效，适合湿热质的人夏季食用，尤其是易患痤疮、湿疹等皮肤病者的调理。

（3）莲藕　性寒，味甘，熟用则性微温，入心、脾、胃经。《本草经疏》记载："藕，生者甘寒，能凉血止血、除热清胃，故主消散瘀血、吐血、口鼻出血……熟者甘温，能健脾开胃、益血补心，故主补五脏、实下焦、消食、止泄、生肌，及久服令人心欢止怒也。"莲藕具有除烦清热、开胃止渴、凉血止血、消散瘀血、润肺生津的功效，适合湿热质见心烦急躁、口舌生疮者食用。

（4）芹菜　性凉，味甘、淡，入肝、胃二经。《本经逢原》谓其"清理胃中湿浊"。芹菜具有平肝凉血、清热利湿的功效，适合湿热质易感食欲不振、食后腹胀、头晕目眩者食用。现代研究也证实，芹菜可提神健脑、润肺止咳、醒胃健脾、增进食欲。

（5）丝瓜　性凉，味甘，入肝、胃经。《本草纲目》记载其"熟食，除热利肠……去风化痰，凉血解毒，杀虫，通经络，行血脉，下乳汁。"丝瓜通行十二经，具有通经活络、清热凉血、解毒的功效，适合湿热质见大便秘结、疮疖者食用。

（6）苦瓜　性寒，味苦，入心、肝、脾、肺经。《随息居饮食谱》曰："苦瓜，青则苦寒，涤热，明目，清心。可酱可腌。中寒者（寒底）勿食；熟则色赤，味甘性平，养血滋肝，润脾补肾。"苦瓜具有清热祛暑、明目解毒、利尿凉血之功效，适合湿热质见疮肿、目赤肿痛者食用。

（7）马齿苋　性寒，味酸，归肝、大肠经，具有清热解毒、凉血止血、散血消肿的功效，适合湿热质易患面部疮疖、脓疱粉刺、痔疮、阴囊瘙痒者食用。

4. 药膳举例

（1）泥鳅炖豆腐

［原料］泥鳅500g，豆腐250g。

［制作］泥鳅去腮及内脏，冲洗干净，放入锅中，加清水，煮至半熟，再加豆腐，食盐适量，炖至熟烂即成。

［效用］清利湿热。适合湿热质食用。

（2）绿豆藕

［原料］粗壮肥藕1节，绿豆50g。

［制作］藕去皮，冲洗干净备用。绿豆用清水浸泡后取出，装入藕孔内，放入锅中，加清水炖至熟透，调以食盐进食。

［效用］清热解毒，明目止渴。适合湿热质常感口苦口干并伴有口腔溃疡者食用。

（3）金银花水鸭汤

［原料］金银花9g，生地黄6g，水鸭1只，猪瘦肉250g，生姜2~3片。

［制作］金银花、生地黄洗净，稍浸泡；水鸭宰净，去肠杂、尾部，洗净砍件；猪瘦肉洗净，不用刀切。然后将所有原料与生姜一起放进瓦煲内，加入清水3000mL（约12碗水量），先用武火煲沸，再改为文火煲3小时，调入适量食盐和生油便可。

［效用］祛湿解毒。适合湿热质易发痤疮、常感口苦口干者食用。

（4）炒绿豆芽

［原料］绿豆芽250g，菜油、生姜、葱、食盐、味精各适量。

［制作］绿豆芽挑去杂质，洗净；菜油放入热锅内，加热，然后下入绿豆芽，再放食盐、酱油，翻炒去生，加味精即成。

［效用］解热毒，利三焦。适合湿热质易发热毒疮疡、小便赤热不利者食用。

（5）凉拌马齿苋

［原料］鲜马齿苋100g，酱油、醋、盐、味精、香油适量。

［制作］鲜马齿苋洗净用开水焯后，去涩水，将菜放入盘中，加酱油、醋、盐、味精、香油，拌匀食用。

［效用］清利湿热。适合湿热质出现小便热痛、皮肤疮疡者食用。

（四）起居调护

起居避湿热。居室宜干燥、通风良好，避免居处潮热，可在室内用除湿器或空调改善湿热的环境。选择款式宽松、透气性好的天然棉、麻、丝质服装。注意个人卫生，预防皮肤病变。保持充足而有规律的睡眠，避免服用兴奋饮料，保持二便通畅，防止湿热积聚。

烟草为辛热秽浊之物，易于生热助湿，久受烟毒可内生浊邪。酒为熟谷之液，性热而质湿，《本草衍义补遗》言其"湿中发热近于相火"。嗜烟好酒，可以积热生湿，是导致湿热质的重要成因，所以湿热质必须限烟戒酒。

（五）针灸推拿

1. 选穴 支沟、阴陵泉。

2. 简便取穴

（1）支沟 位于前臂背侧，腕背横纹上四横指处，尺骨与桡骨之间。正坐位或仰卧位取穴。

（2）阴陵泉 位于小腿内侧，当胫骨内侧髁下缘凹陷中，当胫骨后缘和腓肠肌之间。仰卧或正坐垂足取穴。

3. 功效 支沟为三焦经的经穴，具有清热理气、降逆通便的功效。阴陵泉为足太阴脾经之合穴，能健脾益气、渗利水湿。《杂病穴法歌》言"心胸痞满阴陵泉""小便不通阴陵泉"。两穴合用，清热利湿，使湿热从大小便而出。

4. 操作 采用指揉的方法，每穴按揉 2 ~ 3 分钟，每天操作 1 ~ 2 次。还可拔罐、刮痧。

七、血瘀质调养

（一）精神调摄

情绪避烦躁。血瘀质易烦健忘，应努力克服烦躁情绪，遇事宜沉稳，保持精神舒畅。如此才可使气血和畅，有益于改善血瘀质。宜欣赏流畅抒情的音乐，如《春江花月夜》等。

（二）运动调养

血瘀质经络气血运行不畅，应多采用有益于促进气血运行的运动项目，并持之以恒。如各种舞蹈、步行健身法、徒手健身操、易筋经、保健功、导引、按摩、太极拳、太极剑、五禽戏或八段锦等。八段锦在完成整套动作后将"左右开弓似射雕"和"背后七颠百病消"加做 1 ~ 3 遍。

血瘀质不宜做大强度、大负荷的体育锻炼，而应采用中小负荷、多次数的锻炼。运动时要特别注意自己的感觉，如有下列情况之一，应当停止运动，到医院进一步检查：如胸闷或绞痛，呼吸困难，特别疲劳，恶心，眩晕，头痛，两腿无力，行走困难，脉搏显著加快等。

（三）饮食调养

1. 调养宜忌 宜选用具有调畅气血作用的食物，如生山楂、醋、玫瑰花、桃仁（花）、黑豆、油菜等。少食收涩、寒凉、冰冻之物，如乌梅、柿子、石榴、苦瓜、花生米，以及高脂肪、高胆固醇、油腻食物，如蛋黄、虾、猪头肉、奶酪等。

2. 食物分类

（1）谷物及豆类食物 黑豆、燕麦、小米。

（2）果蔬类食物 生山楂、柠檬、金橘、番木瓜、桃仁、油菜、丝瓜、黑木耳。

（3）其他食物 玫瑰花、月季花、合欢花、醋、红糖、桂皮、砂仁、小茴香、八角茴香等。

3. 食物举例

（1）生山楂 性微温，味酸甘，入脾、胃、肝经。生山楂具有消食化积、行气散瘀的功效，能够改善血瘀质血液凝滞的状态，还可化积消食、增强食欲。

（2）油菜 性凉，味甘，入肝、脾、肺经。油菜具有活血化瘀、清热解毒、祛风泻火的功效。油菜为低脂肪蔬菜，含有膳食纤维，可减少脂类的吸收，故常吃油菜能降低血清胆固醇，减少动脉硬化形成。此外，油菜还能促进皮肤细胞代谢，减少色素沉着，有美容祛斑的作用。

由于油菜性偏寒，故脾胃虚寒，有消化不良和大便稀溏者不宜食用。

（3）玫瑰花　性温，味甘、微苦，入肝、脾经。《本草正义》记载："玫瑰花，香气最浓，清而不浊，和而不猛，柔肝醒胃，流气活血，宣通窒滞而绝无辛温刚燥之弊，推断气分药之中，最有捷效而最为驯良者，芳香诸品，殆无其匹。"玫瑰花具有理气解郁、和血行血的功效，常食之有助于改善血瘀质面部色斑、皮肤暗滞等。

（4）黑豆　性平，味甘，入脾、肾经。《名医别录》谓其功可"下瘀血"。黑豆具有活血祛瘀、健脾益肾等功效，适合血瘀质食用。现代研究表明，黑大豆可增加心脑血流量、降血压、降血脂、抗动脉粥样硬化、减肥、抗脂肪肝、抑制过氧化脂质等作用。因黑大豆作用和缓，宜常服之。久服能延年抗衰老。

黑豆对健康虽有如此多的功效，但不宜生吃，尤其是肠胃不好者食后会出现胀气现象。

（5）黑木耳　性平，味甘，入胃、大肠经。《神农本草经》记载其有"益气不饥，轻身强志"之功。黑木耳具有和血活血、益气强志的功效，适合血瘀质者长期食用。现代研究显示，黑木耳能减轻血液凝滞状态，预防血栓的发生。

4. 药膳举例

（1）延寿黑宝粥

［原料］黑豆 50g，黑米 50g，黑木耳 10g，黑芝麻 10g，糯米 20g，大枣 5 枚。

［制作］先将木耳泡发，剁碎备用；将黑豆、黑米、糯米、大枣洗净浸泡 3 小时后，放入锅内，倒入 1000mL 水，文火煮 1 小时；最后将木耳、黑芝麻倒入锅内，再煮 15 分钟即可食用。

［效用］活血化瘀，益肾健骨，健脾养胃。适合血瘀质兼见面部黄褐斑、须发早白者食用。

（2）通脉花果茶

［原料］山楂 15g，玫瑰花 10g，月季花 10g，红花 5g。

［制作］将山楂、玫瑰花、月季花和红花用水冲净，放入保温杯中，倒入滚开的热水，盖上盖子拧紧。然后将保温杯上下颠倒几次，使水充分地浸泡药材。静置 20 分钟后可以饮用。此药茶可以反复冲泡至味淡。

［效用］活血化瘀，理气消食。适合血瘀质兼见面部黄褐斑、情志不遂者饮用。

（3）山楂桃仁露

［原料］鲜山楂 1000g，桃仁 100g，蜂蜜 250g。

［制作］山楂用菜刀切开，与桃仁一起倒入砂锅中，用冷水先浸泡 1 小时，水量以浸没为度。用中火煮沸后，改用小火慢煎 0.5～1 小时，剩下浓汁一大碗时，滤出头汁，再加冷水两大碗，煎二汁，至药汁剩下一大碗时，滤出，弃渣。将头汁、二汁，一起倒入瓷盒中再入蜂蜜，瓷盒加盖，隔水蒸 1 小时后，离火，冷却，装瓶，盖紧。每日 2 次，每次 1 匙，饭后开水冲服。

［效用］活血化滞，健胃消食。适合血瘀质有胸痹心痛倾向者日常食用。

（4）黑豆川芎粥

［原料］川芎 10g，黑豆 25g，粳米 50g。

［制作］川芎用纱布包裹，和黑豆、粳米一起水煎煮熟，加适量红糖，分次温服。

［效用］活血祛瘀，行气止痛。适合血瘀质见身体疼痛者食用。

（5）三七牛肉汤

［原料］三七粉 1.5g，山药 10g，牛肉 100g。

［制作］将牛肉洗净，切成小块，入锅，加入山药片、三七粉和适量黄酒，盐、胡椒、姜、葱、酱油调味，煮汤。食牛肉、山药，饮汤。

[效用] 活血化瘀，散寒止痛。适合血瘀质食用。尤其适合胸痹、心痛者日常食用。

（四）起居调护

起居要避寒，劳逸相结合。居室宜温暖舒适，不宜在阴暗、寒冷的环境中长期工作和生活。因为血得温则行，得寒则凝，血瘀质要避免寒冷刺激。衣着宜宽松，注意保暖，保持大便通畅。日常生活规律，注意动静结合，避免长时间打麻将、久坐、看电视等。宜在阳光充足的时候进行户外活动。

（五）针灸推拿

1. 选穴 期门、血海、膈俞。

2. 简便取穴

（1）期门 位于胸部，当乳头直下（乳头为第4肋间隙），第6肋间隙凹陷处。

（2）血海 在正坐位时，将腿绷直，在膝盖上方的大腿内侧有一块隆起的肌肉，肌肉的顶端处，正坐位或仰卧位取穴。取穴时，患者屈膝，医者以左手掌心按于患者右膝髌骨上缘2~5指，向上伸长，拇指约呈45°斜置，拇指尖下即是穴位。

（3）膈俞 位于第7胸椎棘突下，旁开1.5寸。取穴时，先找到两侧肩胛下角，平对第7胸椎棘突，棘突下旁开1.5寸处即是穴位。

3. 功效 期门为肝的募穴，具有疏肝理气活血的作用。血海为脾经腧穴，具有补血活血功效。膈俞为八会穴中的"血会"，有活血通络的作用。

4. 操作 采用指揉的方法，每个穴位按揉2~3分钟，每天操作1~2次。也可采用艾灸疗法，每次15~30分钟，每日1次。

八、气郁质调养

（一）精神调摄

心态要开朗。气郁质性格不稳定，情绪常处于忧郁状态，根据"喜胜忧"的原则，应鼓励气郁质主动寻求快乐，常看喜剧、滑稽剧、听相声，以及富有鼓励、激励意义的影视剧，勿看悲剧、苦剧；宜欣赏节奏欢快、旋律优美、能振奋精神的乐曲，如《金蛇狂舞》等；多读积极向上的、励志的、富有乐趣的书籍，以培养开朗、豁达的心态。

（二）运动调养

运动可以促进气血的流通和运行。气郁质宜每天坚持适量的体育锻炼，多参加集体性活动，如跳广场舞、打门球等；也可以多参加合唱、下棋、打牌等娱乐活动。集体性活动有助于和人群交流、调畅情志，对气郁质有积极的调理作用。

（三）饮食调养

1. 调养宜忌 宜选用具有理气解郁作用的食物。少食收敛酸涩的食物，如石榴、乌梅、青梅、杨梅、草莓、阳桃、酸枣、李子、柠檬、南瓜、泡菜等。

2. 食物分类

（1）谷物及豆类食物 小麦、大麦、刀豆等。

（2）果蔬类食物　金橘、柑橘、柚子；黄花菜、薄荷、佛手、萝卜、香菜、洋葱、芹菜、海带等。

（3）其他食物　开心果、胡椒、橘皮、紫苏等。

3. 食物举例

（1）小麦　性凉，味甘，归心、脾、肾经。小麦具有养心除烦、健脾益肾、除热止渴的功效，对缓解气郁质的精神压力、紧张、乏力等较适宜。

（2）大麦　性微寒，味甘，归脾、胃、膀胱经。《长沙药解》曰："大麦粥利水泄湿，生津滑燥，化谷消胀，下气宽胸，消中有补者也。"大麦具有益气调中、止渴除热的功效，适合气郁质兼见血脂偏高者食用。

（3）黄花菜　黄花菜又叫金针菜、萱草、忘忧草，性凉，味甘，归心、肝、小肠经。《养生论》云："合欢蠲忿，萱草忘忧。"黄花菜具有清热除烦、疏肝理气等功效，适合气郁质易患失眠、抑郁者食用。

新鲜黄花菜的花粉中含有一种化学成分秋水仙碱。秋水仙碱本身无毒，但在体内会氧化成毒性很大的类秋水仙碱，所以禁食新鲜的黄花菜。建议食用晒干的黄花菜，食用前用水泡开，倒掉浸泡所用之水，留用做汤或炒菜。

（4）柑橘　性凉，味甘、酸，入肺、肝、胃经。柑橘具有理气、止咳、化痰等功效，适合气郁质见胸胁胀痛、咳嗽痰多者食用。

（5）佛手　性温，味辛、苦、酸，入肝、肺、脾、胃经。佛手具有疏肝解郁、理气止痛、燥湿化痰的功效，适合气郁质易患胁肋或脘腹胀痛、咳嗽有痰者食用。

（6）薄荷　性凉，味辛，入肺、肝经。薄荷具有疏肝解郁、宽中理气的功效，配合其他理气药可用于气郁质尤其是易感咽中不适者调理。

（7）紫苏　性温，味辛，入肺、脾经。紫苏不仅具有化痰止咳、解表散寒、行气宽中的功效，而且因其具有芳香之气，还能理气解郁、开胃醒脾，适合气郁质兼有咳嗽、气喘、胸腹胀满者食用。

4. 药膳举例

（1）楂麦佛手茶

［原料］佛手片15g，山楂15g，大麦15g。

［制作］将佛手、山楂、大麦浸泡15分钟，开水煮沸5分钟后即可饮用。

［效用］疏肝理气，化痰消食。适合气郁质日常食用，兼有食欲不振、腹胀、咽部有痰者更为适合。

（2）黄花菜羊肝汤

［原料］黄花菜20g，羊肝30g，生姜少许，适量油盐。

［制作］将晒干的黄花菜用水泡开去掉根部硬头备用，将羊肝切成薄片备用。然后将铁锅烧热，放少许植物油，油热后放少许姜丝、葱花和蒜片，煸炒几下再放入黄花菜和羊肝一起爆炒几下，再放入适量清水大火烧开即可关火食用。食用时还可以放香菜段以调味、去膻味。

［效用］解郁养肝。适合气郁质有郁病倾向者食用。

（3）苏叶百合粥

［原料］苏叶10g，百合20g，小米50g。

［制作］将苏叶泡15分钟，然后煮10分钟，去掉苏叶，放入百合与小米共煮，待小米熟即可关火食用。

［效用］解郁养心安神。适合气郁质易患不寐者食用。

（4）薄荷粥

［原料］鲜薄荷30g或干品15g，粳米150g。

［制作］薄荷加入清水1L，用中火煎成约0.5L，冷却后捞出薄荷留汁。用粳米煮粥，待粥将成时，加入薄荷汁及少许冰糖，煮沸即可。

［效用］疏肝解郁，理气和中。适合气郁质见情绪低落、咽中不适、食欲不振者食用。

（5）玫瑰花茶

［原料］玫瑰花瓣6～10g。

［制作］将玫瑰花瓣放入杯或茶盅内，用温水冲泡1～2分钟，将水倒掉，然后将适量沸水冲入玫瑰花内，加盖焖片刻即可。每日1剂，代茶频饮。可续水复泡。

［效用］疏肝理气。适合气郁质日常饮用，尤其适用于肝气郁结之胁肋胀痛、痛经、月经不调者。

（四）起居调护

气郁质居住环境宜温暖，有利于气血调畅。居室和衣着宜选用暖色系，如粉色、红色、黄色、橘色、天蓝色等，暖色系能使人心情愉快。衣着宜柔软、透气、舒适。花鸟鱼虫可以移情易性，气郁质可通过养花、养鸟等放松心情，调畅气血。可在房间内摆放一些带有香气的植物，如玫瑰花、月季花、茉莉花、夜来香、栀子花、君子兰等。

气郁质容易失眠多梦，睡觉前可以用温开水泡脚，以促进气血运行，缓解疲劳，有利于快速入睡，提高睡眠质量。避免熬夜，睡前不宜喝茶、咖啡和可可等饮料，也不宜聊天、看惊险刺激的节目。

（五）针灸推拿

1. 选穴　太冲、合谷，期门。

2. 简便取穴

（1）太冲　位于足背侧，第1、2跖骨结合部之前凹陷中。以手指沿大趾、次趾夹缝向上移压，压至能感觉到动脉搏动处，即是本穴。

（2）合谷　位于手背部位，第2掌骨中点桡侧。以一手拇指的指间关节横纹，放在另一手拇指、食指之间的指蹼缘上，当拇指尖下即是穴位。可采用正坐或仰卧位取穴。

（3）期门　位于胸部，当乳头直下（乳头为第4肋间隙），第6肋间隙凹陷处。

3. 功效　太冲是肝经原穴，具有疏肝理气、缓解气郁的功效。合谷为大肠经原穴，具有行气通络、镇静止痛的功效。两穴配合，称为"四关穴"，具有调理全身气机的作用。期门为肝的募穴，具有疏理肝气的作用。

4. 操作　采用指揉的方法，每穴按揉2～3分钟，每天操作1～2次。可刮痧、艾灸。

九、特禀质调养

（一）精神调摄

情绪勿紧张。特禀质的人因对过敏原敏感，容易产生紧张、焦虑等情绪，因此在尽量避免过敏原的同时，还应避免紧张情绪。可以选择一些优美的轻音乐缓解情绪，转移注意力。

（二）运动调养

运动宜适当。由于特禀质的形成与先天禀赋有关，所以可练"六字诀"中的"吹"字功，以培补肾精肾气。宜进行慢跑、散步等户外活动，也可选择下棋、瑜伽等室内活动。不宜选择大运动量的活动，避免春天或季节交替时长时间在野外锻炼。运动时注意避风寒，如出现哮喘、憋闷现象应及时停止运动。

（三）饮食调养

1. 调养宜忌　特禀质的调养原则是均衡饮食、粗细粮搭配适当、合理配伍荤素。特禀质者宜多食能抗过敏的食物，尽量少食辛辣、腥发食物，不应食用含致敏物质的食品，还要少食油腻、甜食，勿食冰冷食物。

2. 食物分类

（1）果蔬类食物　乌梅、金橘、马齿苋等。

（2）其他食物　灵芝、生黄芪等。

3. 食物举例

（1）乌梅　性平，味酸、涩，归肝、脾、肺、大肠经。《神农本草经》言其"主下气，除热，烦满，安心，肢体痛，偏枯不仁，死肌，去青黑痣，恶疾"。《本草纲目》云其"敛肺涩肠，治久嗽，泻痢，反胃噎膈，蛔厥吐利"。传统观点认为乌梅具有敛肺止咳、涩肠止泻、安蛔止痛、生津止渴之效。现代研究证实乌梅对多种致病菌及真菌有抑制作用，且能增强机体的免疫功能，具有抗过敏作用，尤其适合特禀质人群食用。

（2）金橘　性温，味辛、甘、酸，归肺、脾、胃经。《本草纲目》记载其"下气快膈，止渴解酲"。《随息居饮食谱》言其"醒脾，辟秽，化痰，消食"。传统观点认为金橘具有理气、解郁、化痰、止渴、消食、醒酒之功。现代研究认为金橘具有抗炎等功效，适合特禀质，特别是伴有变异性咳嗽者食用。

（3）马齿苋　别名地马菜、长命菜，性寒，味酸，归大肠、肝经。马齿苋具有清热解毒、凉血止痢、宽中下气、除湿通淋的功效，最善解痈肿热毒，亦可作敷料，对改善面部疮疖、脓疱粉刺等较有帮助。现代研究表明，马齿苋鲜草对多种致病性真菌有抑制作用。以马齿苋为主的药膳适合特禀质易发荨麻疹、湿疹等皮肤过敏疾病者食用。

（4）灵芝　性平，味甘，归心、肝、脾、胃、肺、肾经。《神农本草经》载："赤芝……久食轻身不老，延年，神仙。"传统观点认为灵芝具有滋补强壮、安神定志等功效。近年来临床试验表明，灵芝除了能抑制 IgE 抗体的产生、防止肥大细胞脱颗粒、抑制支气管黏液外，对于 I ~ IV 型超敏反应都有效，适合特禀质食用。

（5）生黄芪　性微温，味甘，归脾、肺经。《本草备要》谓其"生用固表，无汗能发，有汗能止，温分肉，实腠理，泻阴火，解肌热；炙用补中，益元气，温三焦，壮脾胃"。生黄芪具有补气益卫固表等功效，特禀质可经常食用。现代研究表明，黄芪可增强机体免疫功能，促进机体代谢。

4. 药膳举例

（1）灵芝黄芪炖猪瘦肉

[原料]野生灵芝（无柄赤芝为佳）15g，黄芪15g，猪瘦肉100g，食盐、葱、生姜、料酒、味精各适量。

［制作］灵芝、黄芪洗净，切片备用。猪瘦肉洗净，切成 2cm 见方的块，放入锅内，加灵芝、黄芪、调料、水适量。锅置武火上烧沸后，改用文火炖熬至猪瘦肉熟烂即成。

［效用］补脾益肺，适合特禀质日常调体使用。

（2）夷花煲鸡蛋

［原料］辛夷花 12g，鸡蛋 2 个。

［制作］辛夷花用清水稍浸泡，洗净。然后与鸡蛋一起放进瓦煲内，加入清水 750mL，武火煲沸后改为文火煎约 1 小时，然后捞起鸡蛋，放进清水片刻，去蛋壳后再放进瓦煲内煲片刻即成。

［效用］祛风，通窍，止痛。适合特禀质食用。尤其适合易患鼻鼽者食用，且鼻塞较重者更宜。

（3）葱白红枣鸡肉粥

［原料］粳米 100g，红枣 10 枚，连骨鸡肉 100g，葱白、香菜各少许。

［制作］粳米、红枣（去核）、连骨鸡肉分别洗净；姜切片；香菜、葱切末。锅内加水适量，放入鸡肉、姜片大火煮开。然后放入粳米、红枣熬 45 分钟左右。最后加入葱白、香菜，调味服用。

［效用］养血祛风宣窍。适合特禀质易发鼻鼽者食用，且对冷空气过敏者更宜。

（4）固表粥

［原料］乌梅 15g，黄芪 20g，当归 12g，粳米 100g。

［制作］乌梅、黄芪、当归放砂锅中加水煎开，再用小火慢煎成浓汁。取出药渣后再加水煮粳米成粥，加冰糖趁热食用。

［效用］养血消风，扶正固表。适合特禀质易发瘾疹等皮肤过敏者。

（四）起居调护

起居避过敏。过敏体质在陌生环境中要注意减少户外活动，避免接触各种致敏的动植物，以减少发病机会。

在季节更替之时要及时增减衣被，增强机体对环境的适应能力。在春季花开季节，尽量避免过多的室外活动，因花开时节，空气中花粉漂浮量骤然增加而易出现花粉过敏。对花粉过敏者，可以提前 1 个月进行保健治疗，防患于未然。也要尽量避免去花卉集中的地方，尽量不要在室内养鲜花。

起居要有规律，保持充足的睡眠时间。居室宜通风良好。生活环境中接触的物品如枕头、棉被、床垫、地毯、窗帘、衣橱易附有尘螨，可引起过敏，应经常清洗、日晒。

（五）针灸推拿

1. 选穴　神阙、曲池、足三里。

2. 简便取穴

（1）神阙　在腹部脐区，肚脐中央。

（2）曲池　正坐，轻抬右臂，屈肘将手肘内弯，用另一手拇指下压此处凹陷处。

（3）足三里　取穴时，可采用坐位，在小腿前外侧，当犊鼻下 3 寸，距胫骨前缘一横指（中指），即是此穴。

3. 功效　神阙具有培元固本、补益脾胃、提高机体免疫力的作用。曲池为大肠经穴，肺主表，大肠与肺相表里，既能祛风清热，又能凉血解毒，是治疗皮肤疾患的要穴。足三里为胃经合穴，配神阙可培补先天和后天之气，扶正祛邪。

4. 操作 神阙、足三里可采用温和灸的方法，点燃艾条或借助温灸盒对穴位进行温灸，每次 10 分钟，每周进行 1 ~ 2 次。足三里、曲池可采用点按式推拿手法，每次 10 分钟，每周进行 1 ~ 2 次。

第二节 体质与治未病

早在 2000 多年前，《内经》就明确提出"治未病""防患于未然"的预防思想，强调防重于治。《素问·四气调神大论》曰："圣人不治已病治未病，不治已乱治未乱……夫病已成而后药之，乱已成而后治之，譬犹渴而穿井，斗而铸锥，不亦晚乎！"指出了预防疾病的重要意义，为中医学的预防医学思想奠定了的基础。

中医体质学提出体质可分、体病相关、体质可调三大关键科学问题，为中医"治未病"开辟了新领域。体质可分是治未病的工具，体病相关是治未病的依据，体质可调是治未病的手段。并提出"体质三级预防"理论，针对不同人群制定相应的预防保健措施，为从人群角度预防疾病、实现治未病提供了可行的方法与途径。

一、体质与预防

王琦从中医体质学角度，提出"体质三级预防"概念体系，从调体拒邪、调体防病、调体防变三个演进层次，针对不同健康状态的人群制定相应的预防保健措施，建立中医体质三级预防体系，实践中医"治未病"的未病先防、欲病早治、既病防变、病愈防复，为从人群角度预防疾病提供中医学的方法与途径。

（一）一级预防

一级预防亦称病因预防，是针对致病因素的预防措施。个体体质的特殊性，往往导致机体对某种致病因子的易感性。特定体质与相应病邪之间存在同气相求现象。对于具有偏颇体质而未发病的人群，应采取相应的措施，如调摄情志、体育锻炼、饮食起居调养、药物预防等，积极改善偏颇体质，增强自身的抵抗力，避免致病因子对人体的侵袭，从而实现病因预防，阻止相关疾病的发生，达到未病先防的目的。

1. 增强体质，提高正气抗邪能力 体质决定了个体的正气强弱；而正气又是疾病发病与否的内在重要因素。体质强则正气足，机体的抗邪能力亦强，就能够有效地预防疾病；体质弱，则易于感邪而为病。因此，增强体质，提高抗邪能力是未病先防的关键。朱震亨《丹溪心法·不治已病治未病》云："与其救疗于有疾之后，不若摄养于无疾之先……未病而先治，所以明摄生之理。夫如是则思患而预防之者，何患之有哉？此圣人不治已病治未病之意也。"因为体质是个体生命过程中，在先天遗传和后天获得的基础上表现出的特质，所以体质特征受先天与后天多种因素的影响，要增强体质，提高正气抗邪能力，必须重视先天禀赋对个体体质的形成和维护的影响，同时还要重视后天调养的重要作用。可从以下几个方面采取措施：

（1）优生优育 优生优育是改善人类的遗传素质，防止出生缺陷，提高人口质量的关键环节。人类很早就认识到择偶和生育的年龄影响后代的健康状况。要培育出健康的新生命，防止遗传性疾病和先天疾病的发生，必须避免近亲结婚，重视婚前检查，注意结婚和生育年龄，对遗性疾病患者及其亲属进行婚育指导。除此之外，母体妊娠时的营养状况、精神情志状态、生活起居等亦影响胎儿的体质状态。因此，妇女在准备妊娠前和妊娠期应进行体质测评，偏颇体质者应采取适当的方法进行调理，纠正体质偏颇，以免影响胎儿健康。

（2）调摄情志　人的精神情志活动可表现为对外来刺激的不同反应。精神情志的改变，对人体的功能活动、疾病的病机变化有直接的影响。若情志失常，则气机紊乱，气血失调，容易加重体质的偏颇，诱发疾病，在疾病的过程中还可加重病情。《素问·疏五过论》曰："暴乐暴苦，始乐后苦，皆伤精气，精气竭绝，形体毁沮。"说明情志刺激可导致正气不足而发病。医学界已发现很多疾病的发生与精神因素有着密切的联系，如胃炎、消化性溃疡、冠心病、中风、肿瘤等。反之，若精神愉快，心情舒畅，则气机调畅，气血和平，有利于人体健康。因此，要预防疾病的发生，必须调摄情志，做到经常保持精神乐观愉快，心情舒畅，尽量减少不良的精神刺激和过度的情志变动。

（3）运动锻炼　运动锻炼可促进气血的流畅，使人体筋骨强劲，肌肉发达结实，脏腑功能健旺；体育锻炼还能调节人的精神情志活动，促进人的身心健康。因此，加强体育锻炼，是增强体质、减少疾病发生的重要手段。锻炼身体的方法很多，可根据自身的体质状况、个人爱好、环境条件而定。但要注意做到"形劳而不倦"，选择适当的运动量，循序渐进，持之以恒。

（4）饮食起居调养　饮食起居等生活习惯，常能影响人体正气的强弱。要保持健康的身体、充沛的精力，还要注意饮食的搭配、节制。脾胃为后天之本，人赖饮食以养身，生化气血。因此，应注意饮食的质量、数量、性味、摄取方法等，从个体体质特征出发，确立适宜的食养原则。一般来说，体质偏热者，进食宜凉而忌温；体质偏寒者，进食宜温而忌凉；平和之人，宜进平衡饮食而忌偏。还要了解自然界气候变化的规律，顺应四时季节的变化，调节起居。总之，饮食有节制，起居有规律，劳逸有限度，能增强正气，保持身体健康。

（5）人工免疫　人工免疫就是采取一定的手段，培养机体的正气，增强抗病能力，有针对性地预防某些疾病的发生。我国在16世纪发明的人痘接种法预防天花，开创了世界上用免疫法预防疾病的先河。目前许多疾病采用人工免疫法预防，取得了良好的效果。

2. 规避邪气，防止病邪的侵害　人体的抗病能力是有一定限度的，若邪气过盛，超过了人体的抵抗能力时，邪气就会成为发病的重要条件。所以要避免疾病的发生，还必须防止病邪的侵害。病邪的种类繁多，如六淫、疫疠、七情、饮食、劳逸、外伤等。避免病邪的侵害，可从以下两方面着手。

（1）据体避邪　偏颇体质与相应病邪之间存在同气相求现象，个体体质的特殊性，往往导致机体对某类致病因子的易感性。如阴虚质对燥邪和火热之邪的耐受力较弱，阳虚质对寒邪的耐受力较弱，痰湿质易感湿邪，易患眩晕、胸痹、痰饮等。因此，对于具有偏颇体质而未发病的人群，应根据不同体质类型的特点，采取相应的措施避免致病因子对人体的侵袭。

（2）药物预防　药物预防，是避免疾病发生的有效措施。早在《素问·遗篇·刺法论》中已有"小金丹……服十粒，无疫干也"的记载。在我国不同地区，各民族有很多利用中药、民族药驱邪防病的习俗。具有不同偏性的中药、民族药，可以从不同的角度对人体发挥作用，或祛除侵入体内的病邪，或纠正失衡的阴阳，或和畅紊乱的气血，或调补脏腑的功能，最后达到祛邪防病之目的。

（二）体质二级预防

二级预防又称临床前期预防，即在疾病的临床前期做好早期发现、早期诊断、早期治疗的

"三早"预防措施。早期发现的具体方法有普查（筛检）、定期健康检查、高危人群重点项目检查等。中医体质学说为疾病的二级预防提供了简便的筛检措施和确立高危人群的方法。

九种体质分类中，除平和质外，其余八种均为偏颇体质。据此建立的《中医体质分类与判定》标准经过多年的临床运用，已被证明其具有较好的实用性和较高的准确性，可以用来筛检偏颇体质。偏颇体质与疾病发生倾向具有密切的相关性，因此还为确定疾病的高危人群提供了方向。如在痰湿质的研究中，发现其与高血压、糖尿病、冠心病、代谢综合征、肥胖等疾病相关，是发生这类疾病的高危人群，应重点预防。

（三）体质三级预防

三级预防又称临床预防。即对已患某些疾病的人及时进行治疗，防止病情恶化或引发并发症。中医的证是对疾病发展过程中某一阶段的病理概括，具有发展变化的特征，证的变化趋向与体质有密切关系。辨识体质有利于确定证候的变化趋向。因此在疾病的发展过程中，时时注意到体质对证候的制约与影响，在治疗中注意积极改善患者的偏颇体质，有助于消除证候，治愈疾病。在证候消失、疾病痊愈的同时，患者的偏颇体质亦得到纠正，机体对致病因子的抵抗力得到增强，疾病因而不易复发。

二、体质与公共卫生

公共卫生是通过评价、政策发展和保障措施来预防疾病、延长人的寿命和促进人身心健康的一门科学。公共卫生通过组织社区资源，为公众提供预防疾病和促进健康服务。与普通意义上的医疗服务不同，公共卫生是一种成本低、效果好，但社会效益回报周期相对较长的服务。发展公共卫生服务已成为我国医疗体制改革的重要内容。

中医体质分类理论和体质辨识方法实现了在公共卫生服务中的应用转化。体质辨识得到了国家认可、政府行业的支持，以体质辨识为主的中医特色体检进入国家公共卫生服务体系。2009年10月10日原卫生部印发《国家基本公共卫生服务技术规范（2009年版）》，在"城乡居民健康档案管理服务规范"中纳入中医体质辨识，是唯一一项中医体检内容，为中医药服务于公共卫生提供了应用范式。随着这一技术的推广应用，将有助于推动中医特色预防保健服务体系的构建和公共卫生事业的发展。

三、体质与健康管理

健康是人类追求的永恒主题。世界卫生组织在《迎接 21 世纪的挑战》报告中指出："21 世纪的医学，不应继续以疾病为主要研究对象，而应以人类健康作为医学研究的主要方向。"健康医学已成为 21 世纪的主流医学。

健康管理是对个体或群体的健康状态及危险因素进行全面的监测、分析、评估，提供健康咨询和指导，以及对健康危险因素进行干预的全过程。健康管理的宗旨是调动个体或群体及整个社会的积极性，从原来被动接受疾病治疗变为主动进行健康管理，从而有效地利用有限的资源达到最大的健康效果。在西方现代医学背景下产生的健康管理概念，已经形成了较为完整的理论体系和方法，并已引入我国，受到各方面的关注。中医药作为我国医疗卫生的重要组成部分，也逐渐参与到健康管理中，并发挥了重要的作用。

（一）中医健康状态理论的构建

1946 年世界卫生组织正式提出健康的概念，即"健康不仅仅是没有疾病或虚弱，而是在身体上、精神上和社会适应方面的完好状态"。1989 年世界卫生组织对健康作了新的定义，即"健康不仅是没有疾病，而且包括躯体健康、心理健康、社会适应良好和道德健康"。这个健康定义虽然在上述健康概念的基础上增加了道德健康，但依然忽视了自然环境对人体健康的影响。王琦在 973 计划项目"中医原创思维与健康状态辨识方法体系研究"中将健康定义为"人的不同个体在生命过程中与其所处环境的身心和谐状态，及其表现的对自然及社会环境良好的自适应调节能力"，较完整地概括了健康的内涵。

近年来，以复杂系统科学研究人体生命现象已成为共识，以系统科学的"状态"概念来表征健康已成为一大趋向。王琦基于中医原创思维，借鉴现代系统科学状态理论，提出"健康状态"的概念：健康状态是指人体在一定时间内形态结构、生理功能、心理状态、适应外界环境能力的综合状态。健康状态能够体现健康的状况和态势。

就中医健康状态的内涵而言，包括了体质的健康状态、神的健康状态、脏腑调和的健康状态、经络和畅的健康状态、气血调和的健康状态等。在诸多健康状态的辨识方法中，体质辨识是对人体相对稳定的健康状态的反映，而脏腑经络辨识、形神辨识、气血津液辨识等则是对人体即时健康状态的反映。因此，联合多种辨识方法，构建健康状态辨识体系，形成常态与动态结合、主观与客观结合、人机互参的中医健康状态个体化辨识方法，形成宏观与微观、定性与定量相结合的技术规范，对于把握全民健康状态具有重要的应用价值。

（二）体质辨识在健康管理中的应用

中医健康管理是以现代健康概念和中医"治未病"思想为指导，运用医学、管理学等相关学科的理论、技术和方法，对个体或群体健康状况及影响健康的危险因素进行全面连续的检测、评估和干预，实现以促进人人健康为目标的新型医学服务过程。从健康到亚健康再到疾病，体质因素的影响不可忽视。各种偏颇体质是健康状态的重要影响因素，也是疾病发生、发展与转归的内在因素。通过中医体质辨识，可以更加全面地了解健康状况，获得预测个体未来发病风险的资料；通过体质调护，调整偏颇体质，可以改善个体的健康状况，实现健康管理的目标。建立在体质辨识基础上的健康管理具有针对性、实用性、有效性和可操作性等特点，值得推广。

【学习小结】

中医学因人制宜的思想，落实到养生就是"因人施养""因体施保"。因此养生也应根据不同的体质类型，实施个性化保健。体质既具有相对稳定性，也具有动态可变性和可调性。通过精神调摄、运动调养、饮食调理、起居调护、针灸推拿等综合调理，可调整体质偏颇，达到个体化养生的目的。

中医学一贯重视对疾病的预防。从中医体质学角度，王琦提出"体质三级预防"概念体系，从调体拒邪、调体防病、调体防变三个演进层次，针对不同健康状态的人群制定相应的预防保健措施，建立中医体质三级预防体系，实践中医"治未病"思想，为从人群角度预防疾病提供中医学的方法与途径。

中医体质分类理论和体质辨识方法实现了在公共卫生服务中的应用转化。体质辨识得到国家认可、政府行业的支持。随着这一技术的推广应用，将有助于推动中医特色预防保健服务体系的构建和公共卫生事业的发展，为中医药服务于公共卫生提供应用范式。

体质是健康状态的重要影响因素，也是疾病发生、发展与转归的内在因素。通过中医体质辨识，可以更加全面地了解健康状况，获得预测个体未来发病风险的资料；通过体质调护，调整偏颇体质，可以改善个体的健康状况，实现健康管理。

【思考题】

1. 根据你自身的体质类型，阐述应如何进行体质调护？
2. 简述体质三级预防。
3. 体质分类辨识在公共卫生和健康管理中的作用是什么？

扫一扫，看
本章课件

学习目的
　　了解　中医体质学的发展展望。
学习要点
　　中医体质学的发展展望。

　　中医体质学自 1978 年至今已走过 43 年的历程，经历了学说的提出、学派的形成、学科的建立三个标志性发展阶段，在理论创新、技术创新、转化应用等方面取得了令人瞩目的成就，在国内外产生了广泛的影响。2011 年中医体质学被国家中医药管理局中医学术流派研究课题组列为当代中医学派之一，王琦是学派代表人。"王琦名老中医体质学术流派研究"获得北京市自然科学基金资助；2012 年中医体质学被列为中医学二级学科及国家中医药管理局重点学科。此外，《中医体质学》作为高等中医药院校创新教材而进入高等中医药院校的课堂。体质研究成果被写入《中国医学通史》《中国大百科全书》《健康首都·辉煌 60 年·100 件大事》《百年中医史》。中医体质学科被载入《中国中医药学科史》，是中医学科建设上的重大突破。国家中医药管理局评价王琦"创立体质辨识法，为国家医改、公共卫生服务作出了巨大贡献"。

　　中医体质学原创成果推广至全球多个国家和地区，在国际竞争中保持领先地位，为全球公共健康作出贡献。《中医体质学》被日本、韩国翻译出版并重印 6 次。《中医体质量表》被译成 8 个外语语种，在海外推广应用。体质研究相关论文被美国伊利诺伊大学、日本东京大学等及我国港台地区的学者引用。应用王琦体质分类法研究中医体质遗传特征的论文发表于 J Altern Complement Med，编者按指出："该研究为中西医学之间的沟通架构了桥梁。"

　　时至今日，中医体质学正以自身主体性与开放包容性为发展理念，在医学和生命科学研究领域中异军突起。展望未来，中医体质研究将积极策应国家需求，进一步发挥其原创优势，为实施"健康中国"战略作出贡献。

第一节　基于体质个体差异的生命本质揭示

　　21 世纪是生命科学的世纪，阐释生命的本质是生命科学的重大命题。随着分子生物学的发展，尤其是 DNA 双螺旋结构的发现，以及人类基因组计划等宏大医学项目的实施，我们已经获取了许多关于生命活动的知识。但是，关于生命的本质，人类目前的认知却十分有限。随着近年来精准医学计划的提出，生命活动的个体差异现象得到国内外学术界的广泛关注。个体差异是生命现象的一个重要特征。揭示生命个体差异，对于理解生命的本质及解决医学领域的诸多重大问题具有重要意义。体质承载着生命个体之间先天与后天多层次的差异，从体质角度揭示个体差异现象的生命本质是很好的切入点。中医体质学研究将从物质、能量、信息三个层面揭示个体差异的生命本质。

1. 生命个体差异的物质基础研究　在先天遗传层面，中医体质学的基本原理"禀赋遗传论"阐明了先天禀赋是体质形成的重要基础。前期研究显示不同体质类型存在着特异的基因表达，故而从体质角度可以深入地揭示生命体之间个体差异现象的先天遗传物质基础。在后天获得层面，"环境制约论"阐明了体质受到后天环境因素影响。前期研究发现不同体质类型具有不同的表观遗传学特征及肠道菌群结构，说明从体质角度也可以揭示个体差异现象的后天环境因素物质基础。生命个体差异的物质基础研究，将以九种基本体质为研究对象，从先天遗传和后天获得两个角度，从单核苷酸多态性到转录组到蛋白组到表观遗传修饰（转录前 DNA 甲基化、转录后 lncRNA 修饰）再到共生菌基因组等有序分析，深入解析每种体质个体差异背后的先天遗传物质成分和后天获得物质成分，揭示生命体质个体差异的本质。

2. 生命个体差异的能量特征研究　能量是生命活动的重要元素，能量特征包含体内能量代谢特征及可直接体外测量的身体温差特征。能量特征也是个体差异生命现象的重要体现。前期研究发现，不同体质类型具有不同的能量特征。如代谢组学研究显示，与平和质相比，阳虚质表现出代谢标志物含量降低，以及能量代谢、糖代谢、氨基酸代谢紊乱，与相关脏腑的生理功能减退有关。通过红外热成像技术获取体质面部的相对温差，结果显示面部前额区的红外检测温度值与基本平和质之间呈正相关，面部前额区、右眼区等部位红外检测温度值和气虚质呈负相关，说明不同体质红外热成像面部特征具有差异，证明体质与生命个体之间的能量特征差异密切相关。生命个体差异的能量特征研究，将采集九种体质典型人群红外热成像图、脉搏波信号及代谢物等，从热能、光能及能量代谢的不同角度，深度诠释不同体质能量特征间的差别，揭示生命体质个体差异的本质。

3. 生命个体差异的信息学研究　生命个体差异现象的研究需要整合多方面的人体生命信息来进行研究，大数据时代的到来也为揭示其本质提供了方法技术。由于体质兼有个体差异性及群类趋同性的特点，以体质为载体可以整合多方面数据，共同揭示个体差异现象的生命本质。生命个体差异的信息学研究，通过搭建大数据的采集、存储和分析平台，对人体能量表征数据、生物学表征数据、健康管理数据、医疗卫生服务数据、中医体质数据等各类健康医疗大数据进行采集、存储，进行多维度数据挖掘与统计分析，阐明体质与多维度信息的关联性，揭示生命体质个体差异的本质。

第二节　基于三个关键科学问题的个体化医学体系构建

王琦在《中国式的精准医学：九体医学健康计划》一文中指出：美国 2015 年启动的"精准医学"计划有力地推进了个体化诊疗的进程。但精准医学计划面临 3 个问题：庞大的人口数字决定了对每个个体进行基因精准测序需要漫长的时间和过程；基因测序不能体现生命整体特征；基因测序尚不能实现疾病防控的预期。为此，王琦提出"九体医学健康计划"，策应了精准医学 3 个问题：通过"九体模块"思想，探索个体化新模式；通过对个体整体综合研究，为多维度把握生命特征提供新方法；通过构建"体质土壤论"，为疾病防控提供新途径。中医体质学研究将围绕三个关键科学问题，探索构建中医个体化预防体系和个体化诊疗体系。

一是基于"体质可分"理论，人体所固有的生物特征的稳定性是由个体的体质所决定的。有什么样的体质，就有什么样的生物特征。反之，对生物特征的测量亦可以有效地辨识体质类型。通过多维体质辨识技术的开发，可进行人群个体化差异辨识，解决精准医学大规模筛查的难题，并通过多维度的描绘，全面呈现生命整体特征。

二是基于"体病相关"理论，特定体质类型是易患疾病的土壤。因此，研究不同体质类型与相关疾病的内在联系，可发现疾病的高危人群，为慢病高危人群的早发现、早预警提供抓手，实现慢病防控关口前移，解决精准医学疾病筛查的难题，为构建中医个体化预防体系提供依据。

三是基于"体质可调"理论，药物及有关治疗方法可通过纠正机体阴阳、气血津液失衡调节体质，从而实现病因预防、临床前期预防、临床预防。因此，依据九种体质特征及与疾病的相关性，综合运用包含精神调摄、饮食调理、起居调护、运动锻炼、经络腧穴按摩在内的多元化调理方案，以体质指导慢性病多靶点联合用药，制定慢性病防治原则和调体干预评价指南，为构建中医个体化诊疗体系提供依据。

第三节　基于体质辨识调理服务推动科研成果转化

转化或转换医学（translational medicine）是近年来国际医学健康领域出现的新思想。它的核心是将基础研究的成果转化成为真正应用于临床的医学技术。加强中医学与转化医学的结合是中医学发展的重要朝向。中医体质学不仅构建了体质理论体系，而且开发了《中医体质量表》，制定了《中医体质分类与判定》标准，开发了宏观与微观相结合、主观与客观相结合的多维体质辨识技术，研制了调体干预的系列方案、调体保健食品等，实现了体质理论在临床和公共卫生、健康管理中的转化应用。中医体质学研究将从全生命周期健康管理、治未病与公共卫生服务、健康产业发展等方面，推进科研成果转化。

1. 全生命周期健康管理　中医体质学的"生命过程论"为从体质角度开展全生命周期健康研究提供了理论支撑。前期，老年版中医体质量表已进入《老年人中医药健康管理服务规范》，并从中医体质角度提出"个体化老年健康养生服务"新理念，为普及个体化老年中医养生保健、减轻医疗负担探索了新的途径。以人的生命周期为主线，对不同阶段进行连续的健康管理和服务，是体质成果转化的一个重要内容。

2. 治未病与公共卫生服务　随着《中医体质分类与判定》标准的颁布，体质辨识在公共卫生服务中得到广泛的应用。将体质相关研究成果应用于人群易患疾病的防治及养生保健，聚焦重大疾病预防和特定健康状态的干预，有助于降低个人的健康风险和疾病发生率。与社区卫生服务机构、预防保健机构合作进行转化研究，将卫生经济学指标作为群体预防的重要评价指标，为国家制定相关政策提供依据。

3. 健康产业发展　近年来中医体质学有效整合研发资源，形成了辨识软件－干预产品－体质健康管理平台－体质健康管理新型服务机构的体质健康产业链雏形。随着新时代中医药发展需求，围绕中医"治未病"、诊断、治疗与康复相关产品及仪器的研发，开发整合大数据、人工智能、物联网、移动通信、云计算、新材料等先进技术和装备，必将提升中医药在大健康领域的服务能力。中医体质学研究应进一步完善产学研用协同创新体系，增强自主创新能力和现有成果转型升级。

【学习小结】

中医体质学在理论创新、技术创新、转化应用等方面取得了令人瞩目的成就，在国内外产生了广泛的影响。未来，中医体质研究将积极策应医学发展方向和国家需求，以体质个体差异研究阐释生命科学重大命题即生命的本质，以三个关键科学问题研究构建"中国式"个体化医学体系，以体质辨识调理服务推动科研成果转化，进一步发挥中医体质学原创优势，为实施"健康中国"战略作出贡献。

【思考题】

结合自身学习体会，对中医体质学研究作一展望。

附 录

一、成人版《中医体质分类与判定》标准及量表

（一）成人版《中医体质分类与判定》标准

中华中医药学会发布

ZYYXH/T157 – 2009

中医体质分类与判定

（Classification and Determination of Constitution in TCM）

前 言

本标准附录为规范性附录。

本标准由中华中医药学会发布。

本标准由中华中医药学会体质分会提出。

本标准主要起草单位：北京中医药大学。

本标准主要起草人：王琦、朱燕波。

本标准首次发布。

引 言

《中医体质分类与判定》标准是我国第一部指导和规范中医体质研究及应用的文件。本标准的编写和颁布，旨在为体质辨识及与中医体质相关疾病的防治、养生保健、健康管理提供依据，使体质分类科学化、规范化，体现中医学"治未病"的思想，为实施个体化诊疗提供理论和实践支持，提高国民健康素质。

中医"治未病"需要找到行之有效的方法和途径，《中医体质分类与判定》标准为"治未病"提供了体质辨识的方法、工具与评估体系。

中医体质学者经过近30年的研究，根据人体形态结构、生理功能、心理特点及反应状态，

对体质进行了分类，并制定了中医体质量表及《中医体质分类与判定》标准。本标准是应用了流行病学、免疫学、分子生物学、遗传学、数理统计学等多学科交叉的方法，经中医临床专家、流行病学专家、体质专家多次论证而建立的体质辨识的标准化工具，并在国家973计划"基于因人制宜思想的中医体质理论基础研究"课题中得到进一步完善。应用本标准在全国范围进行了21948例流行病学调查，显示出良好的适用性、实用性和可操作性。

《中医体质分类与判定》标准简明实用，可操作性强，符合医疗法规和法律要求，具有指导性、普遍性及可参照性，适用于从事中医体质研究的中医临床医生、科研人员及相关管理人员，可作为临床实践、判定规范及质量评定的重要参考依据。

《中医体质分类与判定》标准审定组成员有：张伯礼、杨明会、沈同、刘保延、李乾构、唐旭东、仝小林、彭勃、陈淑长、周宜强、刘雁峰、陈珞珈、王承德、孙树椿、丁义江、汪受传、段逸群、花宝金、陈信义、刘大新、马健。

中医体质分类与判定

1. 范围

本标准规定了中医关于体质的术语及定义、中医体质的9种基本类型、中医体质类型的特征、中医体质分类的判定。

本标准适用于中医体质的分类、判定及体质辨识治未病。

2. 术语和定义

下列术语和定义适用于本标准。

中医体质（constitution of TCM）

中医体质是指人体生命过程中，在先天禀赋和后天获得的基础上所形成的形态结构、生理功能和心理状态方面综合的、相对稳定的固有特质。是人类在生长、发育过程中所形成的与自然、社会环境相适应的人体个性特征。

3. 中医体质9种基本类型与特征

3.1 平和质（A型）

3.1.1 总体特征：阴阳气血调和，以体态适中、面色红润、精力充沛等为主要特征。

3.1.2 形体特征：体形匀称健壮。

3.1.3 常见表现：面色、肤色润泽，头发稠密有光泽，目光有神，鼻色明润，嗅觉通利，唇色红润，不易疲劳，精力充沛，耐受寒热，睡眠良好，胃纳佳，二便正常，舌色淡红，苔薄白，脉和缓有力。

3.1.4 心理特征：性格随和开朗。

3.1.5 发病倾向：平素患病较少。

3.1.6 对外界环境适应能力：对自然环境和社会环境适应能力较强。

3.2 气虚质（B型）

3.2.1 总体特征：元气不足，以疲乏、气短、自汗等气虚表现为主要特征。

3.2.2 形体特征：肌肉松软不实。

3.2.3 常见表现：平素语音低弱，气短懒言，容易疲乏，精神不振，易出汗，舌淡红，舌边有齿痕，脉弱。

3.2.4 心理特征：性格内向，不喜冒险。

3.2.5 发病倾向：易患感冒、内脏下垂等病；病后康复缓慢。

3.2.6 对外界环境适应能力：不耐受风、寒、暑、湿邪。

3.3 阳虚质（C 型）

3.3.1 总体特征：阳气不足，以畏寒怕冷、手足不温等虚寒表现为主要特征。

3.3.2 形体特征：肌肉松软不实。

3.3.3 常见表现：平素畏冷，手足不温，喜热饮食，精神不振，舌淡胖嫩，脉沉迟。

3.3.4 心理特征：性格多沉静、内向。

3.3.5 发病倾向：易患痰饮、肿胀、泄泻等病；感邪易从寒化。

3.3.6 对外界环境适应能力：耐夏不耐冬；易感风、寒、湿邪。

3.4 阴虚质（D 型）

3.4.1 总体特征：阴液亏少，以口燥咽干、手足心热等虚热表现为主要特征。

3.4.2 形体特征：体形偏瘦。

3.4.3 常见表现：手足心热，口燥咽干，鼻微干，喜冷饮，大便干燥，舌红少津，脉细数。

3.4.4 心理特征：性情急躁，外向好动，活泼。

3.4.5 发病倾向：易患虚劳、失精、不寐等病；感邪易从热化。

3.4.6 对外界环境适应能力：耐冬不耐夏；不耐受暑、热、燥邪。

3.5 痰湿质（E 型）

3.5.1 总体特征：痰湿凝聚，以形体肥胖、腹部肥满、口黏苔腻等痰湿表现为主要特征。

3.5.2 形体特征：体形肥胖，腹部肥满松软。

3.5.3 常见表现：面部皮肤油脂较多，多汗且黏，胸闷，痰多，口黏腻或甜，喜食肥甘甜黏，苔腻，脉滑。

3.5.4 心理特征：性格偏温和、稳重，多善于忍耐。

3.5.5 发病倾向：易患消渴、中风、胸痹等病。

3.5.6 对外界环境适应能力：对梅雨季节及湿重环境适应能力差。

3.6 湿热质（F 型）

3.6.1 总体特征：湿热内蕴，以面垢油光、口苦、苔黄腻等湿热表现为主要特征。

3.6.2 形体特征：形体中等或偏瘦。

3.6.3 常见表现：面垢油光，易生痤疮，口苦口干，身重困倦，大便黏滞不畅或燥结，小便短黄，男性易阴囊潮湿，女性易带下增多，舌质偏红，苔黄腻，脉滑数。

3.6.4 心理特征：容易心烦急躁。

3.6.5 发病倾向：易患疮疖、黄疸、热淋等病。

3.6.6 对外界环境适应能力：对夏末秋初湿热气候，湿重或气温偏高环境较难适应。

3.7 血瘀质（G 型）

3.7.1 总体特征：血行不畅，以肤色晦暗、舌质紫暗等血瘀表现为主要特征。

3.7.2 形体特征：胖瘦均见。

3.7.3 常见表现：肤色暗，色素沉着，容易出现瘀斑，口唇暗淡，舌暗或有瘀点，舌下络脉紫暗或增粗，脉涩。

3.7.4 心理特征：易烦，健忘。

3.7.5 发病倾向：易患癥瘕及痛证、血证等。

3.7.6 对外界环境适应能力：不耐受寒邪。

3.8 气郁质（H 型）

3.8.1 总体特征：气机郁滞，以神情抑郁、忧虑脆弱等气郁表现为主要特征。

3.8.2 形体特征：形体瘦者为多。

3.8.3 常见表现：神情抑郁，情感脆弱，烦闷不乐，舌淡红，苔薄白，脉弦。

3.8.4 心理特征：性格内向不稳定、敏感多虑。

3.8.5 发病倾向：易患脏躁、梅核气、百合病及郁证等。

3.8.6 对外界环境适应能力：对精神刺激适应能力较差；不适应阴雨天气。

3.9 特禀质（I 型）

3.9.1 总体特征：先天失常，以生理缺陷、过敏反应等为主要特征。

3.9.2 形体特征：过敏体质者一般无特殊；先天禀赋异常者或有畸形，或有生理缺陷。

3.9.3 常见表现：过敏体质者常见哮喘、风团、咽痒、鼻塞、喷嚏等；患遗传性疾病者有垂直遗传、先天性、家族性特征；患胎传性疾病者具有母体影响胎儿个体生长发育及相关疾病特征。

3.9.4 心理特征：随禀质不同情况各异。

3.9.5 发病倾向：过敏体质者易患哮喘、荨麻疹、花粉症及药物过敏等；遗传性疾病如血友病、先天愚型等；胎传性疾病如五迟（立迟、行迟、发迟、齿迟和语迟）、五软（头软、项软、手足软、肌肉软、口软）、解颅、胎惊、胎痫等。

3.9.6 对外界环境适应能力：适应能力差，如过敏体质者对易致过敏季节适应能力差，易引发宿疾。

4 中医体质分类的判定

4.1 判定方法

回答《中医体质分类与判定表》中的全部问题（见附录），每一问题按 5 级评分，计算原始分及转化分，依标准判定体质类型。

原始分 = 各个条目分值相加。

转化分数 = ［（原始分 - 条目数）／（条目数×4）］×100

4.2 判定标准

平和质为正常体质，其他 8 种体质为偏颇体质。判定标准见附表 1 - 1。

附表 1 - 1 成年版九种体质判定标准表

体质类型	条件	判定结果
平和质	转化分≥60 分	是
	其他 8 种体质转化分均 <30 分	
	转化分≥60 分	基本是
	其他 8 种体质转化分均 <40 分	
	不满足上述条件者	否
偏颇体质	转化分≥40 分	是
	转化分 30 ~39 分	倾向是
	转化分 <30 分	否

4.3 示例

示例 1：某人各体质类型转化分如下：平和质 75 分，气虚质 56 分，阳虚质 27 分，阴虚质 25

分,痰湿质12分,湿热质15分,血瘀质20分,气郁质18分,特禀质10分。根据判定标准,虽然平和质转化分≥60分,但其他8种体质转化分并未全部<40分,其中气虚质转化分≥40分,故此人不能判定为平和质,应判定为是气虚质。

示例2:某人各体质类型转化分如下:平和质75分,气虚质16分,阳虚质27分,阴虚质25分,痰湿质32分,湿热质25分,血瘀质10分,气郁质18分,特禀质10分。根据判定标准,平和质转化分≥60分,且其他8种体质转化分均<40分,可判定为基本是平和质,同时,痰湿质转化分在30~39分之间,可判定为痰湿质倾向,故此人最终体质判定结果基本是平和质,有痰湿质倾向。

附 录

(规范性附录,附表1-2)

附表1-2 中医体质分类与判定表

平和质(A型)

请根据近一年的体验和感觉,回答以下问题。	没有(根本不)	很少(有一点)	有时(有些)	经常(相当)	总是(非常)
(1)您精力充沛吗?	1	2	3	4	5
(2)您容易疲乏吗? *	1	2	3	4	5
(3)您说话声音低弱无力吗? *	1	2	3	4	5
(4)您感到闷闷不乐、情绪低沉吗? *	1	2	3	4	5
(5)您比一般人耐受不了寒冷(冬天的寒冷,夏天的冷空调、电扇等)吗? *	1	2	3	4	5
(6)您能适应外界自然和社会环境的变化吗?	1	2	3	4	5
(7)您容易失眠吗? *	1	2	3	4	5
(8)您容易忘事(健忘)吗? *	1	2	3	4	5
判断结果: □是 □基本是 □否					

注:标有 * 的条目需要先逆向计分,即:1→5,2→4,3→3,4→2,5→1,再用公式计算转化分。下同。

气虚质(B型)

请根据近一年的体验和感觉,回答以下问题。	没有(根本不)	很少(有一点)	有时(有些)	经常(相当)	总是(非常)
(1)您容易疲乏吗?	1	2	3	4	5
(2)您容易气短(呼吸短促,接不上气)吗?	1	2	3	4	5
(3)您容易心慌吗?	1	2	3	4	5
(4)您容易头晕或站起时晕眩吗?	1	2	3	4	5
(5)您比别人容易患感冒吗?	1	2	3	4	5
(6)您喜欢安静、懒得说话吗?	1	2	3	4	5
(7)您说话声音低弱无力吗?	1	2	3	4	5
(8)您活动量稍大就容易出虚汗吗?	1	2	3	4	5
判断结果: □是 □倾向是 □否					

阳虚质（C 型）

请根据近一年的体验和感觉，回答以下问题。	没有（根本不）	很少（有一点）	有时（有些）	经常（相当）	总是（非常）
（1）您手脚发凉吗？	1	2	3	4	5
（2）您胃脘部、背部或腰膝部怕冷吗？	1	2	3	4	5
（3）您感到怕冷、衣服比别人穿得多吗？	1	2	3	4	5
（4）您比一般人耐受不了寒冷（冬天的寒冷，夏天的冷空调、电扇等）吗？	1	2	3	4	5
（5）您比别人容易患感冒吗？	1	2	3	4	5
（6）您吃（喝）凉的东西会感到不舒服或者怕吃（喝）凉的东西吗？	1	2	3	4	5
（7）您受凉或吃（喝）凉的东西后，容易腹泻（拉肚子）吗？	1	2	3	4	5
判断结果：　□是　　　□倾向是　　　□否					

阴虚质（D 型）

请根据近一年的体验和感觉，回答以下问题。	没有（根本不）	很少（有一点）	有时（有些）	经常（相当）	总是（非常）
（1）您感到手脚心发热吗？	1	2	3	4	5
（2）您感觉身体、脸上发热吗？	1	2	3	4	5
（3）您皮肤或口唇干吗？	1	2	3	4	5
（4）您口唇的颜色比一般人红吗？	1	2	3	4	5
（5）您容易便秘或大便干燥吗？	1	2	3	4	5
（6）您面部两颧潮红或偏红吗？	1	2	3	4	5
（7）您感到眼睛干涩吗？	1	2	3	4	5
（8）您感到口干咽燥、总想喝水吗？	1	2	3	4	5
判断结果：　□是　　　□倾向是　　　□否					

痰湿质（E 型）

请根据近一年的体验和感觉，回答以下问题。	没有（根本不）	很少（有一点）	有时（有些）	经常（相当）	总是（非常）
（1）您感到胸闷或腹部胀满吗？	1	2	3	4	5
（2）您感到身体沉重不轻松或不爽快吗？	1	2	3	4	5
（3）您腹部肥满松软吗？	1	2	3	4	5
（4）您有额部油脂分泌多的现象吗？	1	2	3	4	5
（5）您上眼睑比别人肿（上眼睑有轻微隆起的现象）吗？	1	2	3	4	5
（6）您嘴里有黏黏的感觉吗？	1	2	3	4	5
（7）您平时痰多，特别是咽喉部总感到有痰堵着吗？	1	2	3	4	5
（8）您舌苔厚腻或有舌苔厚厚的感觉吗？	1	2	3	4	5
判断结果：　□是　　　□倾向是　　　□否					

湿热质（F型）

请根据近一年的体验和感觉，回答以下问题。	没有 （根本不）	很少 （有一点）	有时 （有些）	经常 （相当）	总是 （非常）
（1）您面部或鼻部有油腻感或者油亮发光吗？	1	2	3	4	5
（2）您易生痤疮或疮疖吗？	1	2	3	4	5
（3）您感到口苦或嘴里有异味吗？	1	2	3	4	5
（4）您大便黏滞不爽、有解不尽的感觉吗？	1	2	3	4	5
（5）您小便时尿道有发热感、尿色浓（深）吗？	1	2	3	4	5
（6）您带下色黄（白带颜色发黄）吗？（限女性回答）	1	2	3	4	5
（7）您的阴囊部位潮湿吗？（限男性回答）	1	2	3	4	5

判断结果：　□是　　　□倾向是　　　□否

血瘀质（G型）

请根据近一年的体验和感觉，回答以下问题。	没有 （根本不）	很少 （有一点）	有时 （有些）	经常 （相当）	总是 （非常）
（1）您的皮肤在不知不觉中会出现青紫瘀斑（皮下出血）吗？	1	2	3	4	5
（2）您两颧部有细微红丝吗？	1	2	3	4	5
（3）您身体上有哪里疼痛吗？	1	2	3	4	5
（4）您面色晦暗、或容易出现褐斑吗？	1	2	3	4	5
（5）您容易有黑眼圈吗？	1	2	3	4	5
（6）您容易忘事（健忘）吗？	1	2	3	4	5
（7）您口唇颜色偏暗吗？	1	2	3	4	5

判断结果：　□是　　　□倾向是　　　□否

气郁质（H型）

请根据近一年的体验和感觉，回答以下问题。	没有 （根本不）	很少 （有一点）	有时 （有些）	经常 （相当）	总是 （非常）
（1）您感到闷闷不乐、情绪低沉吗？	1	2	3	4	5
（2）您容易精神紧张、焦虑不安吗？	1	2	3	4	5
（3）您多愁善感、感情脆弱吗？	1	2	3	4	5
（4）您容易感到害怕或受到惊吓吗？	1	2	3	4	5
（5）您胁肋部或乳房胀痛吗？	1	2	3	4	5
（6）您无缘无故叹气吗？	1	2	3	4	5
（7）您咽喉部有异物感，且吐之不出、咽之不下吗？	1	2	3	4	5

判断结果：　□是　　　□倾向是　　　□否

特禀质（I型）

请根据近一年的体验和感觉，回答以下问题。	没有 （根本不）	很少 （有一点）	有时 （有些）	经常 （相当）	总是 （非常）
（1）您没有感冒时也会打喷嚏吗？	1	2	3	4	5
（2）您没有感冒时也会鼻塞、流鼻涕吗？	1	2	3	4	5
（3）您有因季节变化、温度变化或异味等原因而咳喘的现象吗？	1	2	3	4	5
（4）您容易过敏（对药物、食物、气味、花粉或在季节交替、气候变化时）吗？	1	2	3	4	5

续表

请根据近一年的体验和感觉，回答以下问题。	没有 （根本不）	很少 （有一点）	有时 （有些）	经常 （相当）	总是 （非常）
（5）您的皮肤容易起荨麻疹（风团、风疹块、风疙瘩）吗？	1	2	3	4	5
（6）您的皮肤因过敏出现过紫癜（紫红色瘀点、瘀斑）吗？	1	2	3	4	5
（7）您的皮肤一抓就红，并出现抓痕吗？	1	2	3	4	5
判断结果：　□是　　　□倾向是　　　□否					

（二）成人版《中医体质量表》

本问卷（附表1-3）是为了调查与您的体质有关的一些情况，从而为今后的健康管理和临床诊疗等提供参考。请逐项阅读每一个问题，根据自己近一年来的实际情况或感觉，选择最符合您的选项圈"○"。如果某一个问题您不能肯定如何回答，就选择最接近您实际情况的那个答案。

请注意所有问题都是根据您近一年的情况作答，而且每一个问题只能选一个答案。

附表1-3　中医体质量表（成人版）

请根据近一年的体验和感觉，回答以下问题。	没有 （根本不）	很少 （有一点）	有时 （有些）	经常 （相当）	总是 （非常）
（1）您精力充沛吗？	1	2	3	4	5
（2）您容易疲乏吗？	1	2	3	4	5
（3）您容易气短（呼吸短促，接不上气）吗？	1	2	3	4	5
（4）您容易心慌吗？	1	2	3	4	5
（5）您容易头晕或站起时晕眩吗？	1	2	3	4	5
（6）您喜欢安静、懒得说话吗？	1	2	3	4	5
（7）您说话声音低弱无力吗？	1	2	3	4	5
（8）您感到闷闷不乐、情绪低沉吗？	1	2	3	4	5
（9）您容易精神紧张、焦虑不安吗？	1	2	3	4	5
（10）您多愁善感、感情脆弱吗？	1	2	3	4	5
（11）您容易感到害怕或受到惊吓吗？	1	2	3	4	5
（12）您肋胁部或乳房胀痛吗？	1	2	3	4	5
（13）您感到胸闷或腹部胀满吗？	1	2	3	4	5
（14）您无缘无故叹气吗？	1	2	3	4	5
（15）您感到身体沉重不轻松或不爽快吗？	1	2	3	4	5
（16）您感到手脚心发热吗？	1	2	3	4	5
（17）您手脚发凉吗？	1	2	3	4	5
（18）您胃脘部、背部或腰膝部怕冷吗？	1	2	3	4	5
（19）您感到怕冷、衣服比别人穿得多吗？	1	2	3	4	5
（20）您感觉身体、脸上发热吗？	1	2	3	4	5
（21）您比一般人耐受不了寒冷（冬天的寒冷或冷空调、电扇等）吗？	1	2	3	4	5
（22）您比别人容易患感冒吗？	1	2	3	4	5
（23）您没有感冒时也会打喷嚏吗？	1	2	3	4	5
（24）您没有感冒时也会鼻塞、流鼻涕吗？	1	2	3	4	5

续表

请根据近一年的体验和感觉，回答以下问题。	没有（根本不）	很少（有一点）	有时（有些）	经常（相当）	总是（非常）
（25）您有因季节变化、温度变化或异味等原因而咳喘的现象吗？	1	2	3	4	5
（26）您活动量稍大就容易出虚汗吗？	1	2	3	4	5
（27）您容易忘事（健忘）吗？	1	2	3	4	5
（28）您有额部油脂分泌多的现象吗？	1	2	3	4	5
（29）您口唇的颜色比一般人红吗？	1	2	3	4	5
（30）您容易过敏（对药物、食物、气味、花粉或在季节交替、气候变化时）吗？	1	2	3	4	5
（31）您的皮肤容易起荨麻疹（风团、风疹块、风疙瘩）吗？	1	2	3	4	5
（32）您的皮肤因过敏出现过紫癜（紫红色瘀点、瘀斑）吗？	1	2	3	4	5
（33）您的皮肤常在不知不觉中出现青紫瘀斑（皮下出血）吗？	1	2	3	4	5
（34）您的皮肤一抓就红，并出现抓痕吗？	1	2	3	4	5
（35）您皮肤或口唇干吗？	1	2	3	4	5
（36）您两颧部有细微红丝吗？	1	2	3	4	5
（37）您身体上有哪里疼痛吗？	1	2	3	4	5
（38）您面部两颧潮红或偏红吗？	1	2	3	4	5
（39）您面部或鼻部有油腻感或者油亮发光吗？	1	2	3	4	5
（40）您面色晦暗，或容易出现褐斑吗？	1	2	3	4	5
（41）您易生痤疮或者疮疖吗？	1	2	3	4	5
（42）您上眼睑比别人肿（上眼睑有轻微隆起的现象）吗？	1	2	3	4	5
（43）您容易有黑眼圈吗？	1	2	3	4	5
（44）您感到眼睛干涩吗？	1	2	3	4	5
（45）您口唇颜色偏暗吗？	1	2	3	4	5
（46）您感到口干咽燥，总想喝水吗？	1	2	3	4	5
（47）您咽喉部有异物感且吐之不出、咽之不下吗？	1	2	3	4	5
（48）您感到口苦或嘴里有异味吗？	1	2	3	4	5
（49）您嘴里有黏黏的感觉吗？	1	2	3	4	5
（50）您腹部肥满松软吗？	1	2	3	4	5
（51）您平时痰多，特别是咽喉部总感到有痰堵着吗？	1	2	3	4	5
（52）您吃（喝）凉的东西会感到不舒服或者怕吃（喝）凉的东西吗？	1	2	3	4	5
（53）您能适应外界自然和社会环境的变化吗？	1	2	3	4	5
（54）您容易失眠吗？	1	2	3	4	5
（55）您受凉或吃（喝）凉的东西后，容易腹泻（拉肚子）吗？	1	2	3	4	5
（56）您大便黏滞不爽、有解不尽的感觉吗？	1	2	3	4	5
（57）您容易便秘或大便干燥吗？	1	2	3	4	5
（58）您舌苔厚腻或有舌苔厚厚的感觉吗？	1	2	3	4	5
（59）您小便时尿道有发热感、尿色浓（深）吗？	1	2	3	4	5
（60）您带下色黄（白带颜色发黄）吗？（限女性回答）	1	2	3	4	5
（61）您的阴囊部位潮湿吗？（限男性回答）	1	2	3	4	5

二、儿童版《中医体质量表》

本问卷（附表 2 - 1）是为了调查与您的体质有关的一些情况，从而为今后的健康管理和临床诊疗等提供参考。请逐项阅读每一个问题，根据自己近一年来的实际情况或感觉，选择最符合您的选项圈"○"。如果某一个问题您不能肯定如何回答，就选择最接近您实际情况的那个答案。

请注意所有问题都是根据您近一年的情况作答，而且每一个问题只能选一个答案。

附表 2 - 1　王琦九种中医体质量表（7 - 14 岁儿童版）（试用版）

请根据近一年的体验和感觉，回答以下问题。	没有（根本不）	很少（有一点）	有时（有些）	经常（相当）	总是（非常）
（1）我容易觉得累，精神头不足。	1	2	3	4	5
（2）我的面色偏黄、没有其他同学红润。	1	2	3	4	5
（3）我的肌肉很软、没有其他同学结实。	1	2	3	4	5
（4）我比班上的同学容易感冒。	1	2	3	4	5
（5）我喜欢安静，受不了很吵闹的环境。	1	2	3	4	5
（6）我声音小。	1	2	3	4	5
（7）上体育课或是课外活动时我都比别人容易出汗。	1	2	3	4	5
（8）我的手脚发凉。	1	2	3	4	5
（9）我的肚子、后背和膝盖怕冷。	1	2	3	4	5
（10）我容易怕冷，衣服穿的比较多。	1	2	3	4	5
（11）我比别人怕冷（夏天怕吹空调，冬天怕外出）。	1	2	3	4	5
（12）我吃（喝）凉的东西会感到不舒服或者怕吃（喝）凉东西。	1	2	3	4	5
（13）我受凉或吃（喝）凉的东西后，容易拉肚子。	1	2	3	4	5
（14）我感到手脚心发热。	1	2	3	4	5
（15）我感到身体、脸上发热。	1	2	3	4	5
（16）我的皮肤或嘴唇干。	1	2	3	4	5
（17）我比别的同学更容易兴奋。	1	2	3	4	5
（18）我感到口干、总想喝水。	1	2	3	4	5
（19）我感到胸闷或肚子胀。	1	2	3	4	5
（20）我比大部分同学胖。	1	2	3	4	5
（21）我比大部分同学的肚子大。	1	2	3	4	5
（22）我白天容易犯困。	1	2	3	4	5
（23）我嘴里有黏黏的感觉。	1	2	3	4	5
（24）我平时痰多。	1	2	3	4	5
（25）我睡觉时会打呼噜。	1	2	3	4	5
（26）我眼睛红红的、容易生眼屎。	1	2	3	4	5
（27）我身上或脸上容易长包。	1	2	3	4	5
（28）我感到口苦或总有口臭。	1	2	3	4	5
（29）我经常在睡梦中惊醒，或经常做恶梦。	1	2	3	4	5
（30）我小便时有热热的感觉、小便有气味。	1	2	3	4	5

续表

请根据近一年的体验和感觉，回答以下问题。	没有（根本不）	很少（有一点）	有时（有些）	经常（相当）	总是（非常）
（31）我身上有青紫瘀斑。	1	2	3	4	5
（32）我身上总有疼痛的地方（如肚子疼、头疼、头疼等）。	1	2	3	4	5
（33）我的脖子、胳肢窝和大腿根的皮肤偏暗。	1	2	3	4	5
（34）我容易有黑眼圈。	1	2	3	4	5
（35）我会忘事，如忘带作业、钥匙或忘记完成作业等。*	1	2	3	4	5
（36）我的嘴唇颜色偏暗。	1	2	3	4	5
（37）我感到不高兴。	1	2	3	4	5
（38）遇到事情或每次考试前我都会很紧张。	1	2	3	4	5
（39）遇到挫折（cuò zhé）或考试没考好的话，我会很不高兴，甚至难过。	1	2	3	4	5
（40）我容易感到害怕、很胆小。	1	2	3	4	5
（41）我很在意老师、同学和家长对我的看法。	1	2	3	4	5
（42）遇到困难我总是想哭。	1	2	3	4	5
（43）我总是担心很多事。	1	2	3	4	5
（44）我没有感冒时也会打喷嚏（pēn tì）。	1	2	3	4	5
（45）我没有感冒时也会鼻子不通气、流鼻涕。	1	2	3	4	5
（46）我在季节变化、温度变化或闻到异味时会咳嗽气喘。	1	2	3	4	5
（47）我容易过敏（对药物、食物、气味、花粉或在季节交替、气候变化时）。（可直接询问家长是否总过敏）	1	2	3	4	5
（48）我的身上容易痒、起荨麻疹。（可直接询问家长是否患过荨麻疹）	1	2	3	4	5
（49）我的皮肤一抓就红，并出现抓痕。（可由调查员做"皮肤划痕征"实验示范）	1	2	3	4	5
（50）我每天都很有精神。	1	2	3	4	5
（51）我会睡不着，或者睡着后总会醒。*	1	2	3	4	5

三、老年版《中医体质量表》

本问卷（附表3-1）是为了调查与您的体质有关的一些情况，从而为今后的健康管理和临床诊疗等提供参考。请逐项阅读每一个问题，根据自己近一年来的实际情况或感觉，选择最符合您的选项圈"〇"。如果某一个问题您不能肯定如何回答，就选择最接近您实际情况的那个答案。

请注意所有问题都是根据您近一年的情况作答，而且每一个问题只能选一个答案。

附表3-1　王琦九种中医体质量表（老年版）

请根据近一年的体验和感觉，回答以下问题	没有（根本不/从来没有）	很少（有一点/偶尔）	有时（有些/少数时间）	经常（相当/多数时间）	总是（非常/每天）
(1) 您精力充沛吗？（指精神头足，乐于做事）	1	2	3	4	5
(2) 您容易疲乏吗？（指体力如何，是否稍微活动一下或做一点家务劳动就感到累）	1	2	3	4	5
(3) 您容易气短，呼吸短促，接不上气吗？	1	2	3	4	5
(4) 您说话声音低弱无力吗？（指说话没有力气）	1	2	3	4	5
(5) 您感到闷闷不乐、情绪低沉吗？（指心情不愉快，情绪低落）	1	2	3	4	5
(6) 您容易精神紧张、焦虑不安吗？（指遇事是否心情紧张）	1	2	3	4	5
(7) 您因为生活状态改变而感到孤独、失落吗？	1	2	3	4	5
(8) 您容易感到害怕或受到惊吓吗？	1	2	3	4	5
(9) 您感到身体超重不轻松吗？（感觉身体沉重）[BMI指数=体重（kg）/身高²（m）]	1（BMI<24）	2（24≤BMI<25）	3（25≤BMI<26）	4（26≤BMI<28）	5（BMI≥28）
(10) 您眼睛干涩吗？	1	2	3	4	5
(11) 您手脚发凉吗？（不包含周围温度低或穿得少导致的手脚发冷）	1	2	3	4	5
(12) 您胃脘部、背部或腰膝部怕冷吗？（指上腹部、背部、腰部或膝关节等，有一处或多处怕冷）	1	2	3	4	5
(13) 您比一般人耐受不了寒冷吗？（指比别人容易害怕冬天或是夏天的冷空调、电扇等）	1	2	3	4	5
(14) 您容易患感冒吗？（指每年感冒的次数）	1（一年<2次）	2（一年感冒2~4次）	3（一年感冒5~6次）	4（一年8次以上）	5（几乎每月都感冒）
(15) 您没有感冒时也会鼻塞、流鼻涕吗？	1	2	3	4	5
(16) 您有口黏口腻，或睡眠打鼾吗？	1	2	3	4	5
(17) 您容易过敏（对药物、食物、气味、花粉或在季节交替、气候变化时）吗？	1（从来没有）	2（一年1、2次）	3（一年3、4次）	4（一年5、6次）	5（每次遇到上述原因都过敏）
(18) 您的皮肤容易起荨麻疹吗？（包括风团、风疹块、风疙瘩）	1	2	3	4	5
(19) 您的皮肤在不知不觉中会出现青紫瘀斑、皮下出血吗？（指皮肤在没有外伤的情况下出现青一块紫一块的情况）	1	2	3	4	5

续表

请根据近一年的体验和感觉，回答以下问题。	没有（根本不）	很少（有一点）	有时（有些）	经常（相当）	总是（非常）
（20）您的皮肤一抓就红，并出现抓痕吗？（指被指甲或钝物划过后皮肤的反应）	1	2	3	4	5
（21）您皮肤或口唇干吗？	1	2	3	4	5
（22）您有肢体麻或固定部位疼痛的感觉吗？	1	2	3	4	5
（23）您面部或鼻部有油腻感或者油亮发光吗？（指脸上或鼻子）	1	2	3	4	5
（24）您面色或目眶晦暗，或出现褐色斑块/斑点吗？	1	2	3	4	5
（25）您有皮肤湿疹、疮疖吗？	1	2	3	4	5
（26）您感到口干咽燥、总想喝水吗？	1	2	3	4	5
（27）您感到口苦或嘴里有异味吗？（指口苦或口臭）	1	2	3	4	5
（28）您腹部肥大吗？（指腹部脂肪肥厚）	1（腹围<80cm，相当于2.4尺）	2（腹围80～85cm，2.4～2.55尺）	3（腹围86～90cm，2.56～2.7尺）	4（腹围91～105cm，2.71～3.15尺）	5（腹围>105cm，3.15尺）
（29）您吃（喝）凉的东西会感到不舒服或者怕吃（喝）凉的东西吗？（指不喜欢吃凉的食物，或吃了凉的食物后会不舒服）	1	2	3	4	5
（30）您有大便黏滞不爽、解不尽的感觉吗？（大便容易粘在马桶上）	1	2	3	4	5
（31）您容易大便干燥吗？	1	2	3	4	5
（32）您舌苔厚腻或有舌苔厚厚的感觉吗？（如果自我感觉不清楚可由调查员观察后填写）	1	2	3	4	5
（33）您舌下静脉淤紫或增粗吗？（可由调查员辅助观察后填写）	1	2	3	4	5

四、《王琦九种中医体质量表（简易版）》

本量表（附表4－1）是为了调查与您的体质有关的一些情况，从而为今后的健康管理和临床诊疗等提供参考。请您逐项阅读每一个问题，并根据您近一年来的实际情况或感觉，选择最符合您的选项划"○"。如果某一个问题您不能肯定，就选择最接近您实际情况的那个答案。

请注意所有问题都是根据您近一年的情况作答，而且每一个问题只能选一个答案。

附表4－1　王琦九种中医体质量表（简易版）

请根据近一年的体验和感觉，回答以下问题。	没有（根本不）	很少（有一点）	有时（有些）	经常（相当）	总是（非常）
（1）您精力充沛吗？	1	2	3	4	5
（2）您容易疲乏吗？	1	2	3	4	5
（3）您容易气短（呼吸短促，接不上气）吗？	1	2	3	4	5
（4）您容易心慌吗？	1	2	3	4	5
（5）您感到闷闷不乐、情绪低沉吗？	1	2	3	4	5
（6）您容易精神紧张、焦虑不安吗？	1	2	3	4	5
（7）您多愁善感、感情脆弱吗？	1	2	3	4	5
（8）您感到身体沉重不轻松或不爽快吗？	1	2	3	4	5
（9）您胃脘部、背部或腰膝部怕冷吗？	1	2	3	4	5
（10）您感到怕冷、衣服比别人穿得多吗？	1	2	3	4	5
（11）您感觉身体、脸上发热吗？	1	2	3	4	5
（12）您比一般人耐受不了寒冷（冬天的寒冷或冷空调、电扇等）吗？	1	2	3	4	5
（13）您没有感冒时也会鼻塞、流鼻涕吗？	1	2	3	4	5
（14）您容易过敏（对药物、食物、气味、花粉或在季节交替、气候变化时）吗？	1	2	3	4	5
（15）您的皮肤容易起荨麻疹（风团、风疹块、风疙瘩）吗？	1	2	3	4	5
（16）您的皮肤一抓就红，并出现抓痕吗？	1	2	3	4	5
（17）您皮肤或口唇干吗？	1	2	3	4	5
（18）您身体上有哪里疼痛吗？	1	2	3	4	5
（19）您面部两颧潮红或偏红吗？	1	2	3	4	5
（20）您面部或鼻部有油腻感或者油亮发光吗？	1	2	3	4	5
（21）您面色晦暗，或容易出现褐斑吗？	1	2	3	4	5
（22）您口唇颜色偏暗吗？	1	2	3	4	5
（23）您嘴里有黏黏的感觉吗？	1	2	3	4	5
（24）您腹部肥满松软吗？	1	2	3	4	5
（25）您大便黏滞不爽、有解不尽的感觉吗？	1	2	3	4	5
（26）您小便时尿道有发热感、尿色浓（深）吗？	1	2	3	4	5
（27）您带下色黄（白带颜色发黄）吗？（限女性回答）	1	2	3	4	5
（28）您的阴囊部位潮湿吗？（限男性回答）	1	2	3	4	5

五、九种体质辨识歌诀

平和气充精神旺，饮食睡眠便正常；
气虚疲乏常易感，懒言气短又多汗；
阳虚浑身皆畏寒，厚衣蜷缩性格安；
阴虚目唇肤便干，形瘦颧红五心烦；
痰湿形肥大腹便，身重苔厚易打鼾；
湿热面油生痤疮，口苦便黏尿亦黄；
血瘀面目唇舌暗，健忘疼痛有瘀斑；
气郁多愁易紧张，焦虑叹息气不畅；
特禀诸物易过敏，喷嚏咳喘起风团。

1. 王琦. 中医体质学 ［M］. 北京：人民卫生出版社，2005.

2. 王琦. 中医体质学 2008 ［M］. 北京：人民卫生出版社，2009.

3. 王琦，李英帅. 王琦医书十八种之三：中医体质学研究与应用 ［M］. 北京：中国中医药出版社，2012.

4. 靳琦，整理. 王琦辨体－辨病－辨证诊疗模式：中医体质理论的临床应用 ［M］. 北京：中国中医药出版社，2006.

5. 高思华，王键. 中医基础理论 ［M］. 3 版. 北京：人民卫生出版社，2016.

6. 倪诚. 老年人中医体质辨识与调理 ［M］. 北京：中央广播电视大学出版社，2016.

7. 王琦. 中医未病学 ［M］. 北京：中国中医药出版社，2015.

8. 王琦. 中医治未病发展报告（2007—2016）［M］. 北京：中国中医药出版社，2017.

9. 王琦. 中医健康医学概论 ［M］. 北京：中国中医药出版社，2017.

10. 王琦. 中医原创思维研究十讲 ［M］. 北京：科学出版社，2015.

11. 倪诚. 中医体质养生学 ［M］. 北京：人民卫生出版社，2019.

12. 傅杰英. 中医体质养生 ［M］. 厦门：鹭江出版社，2009.

13. 孙涛. 何清湖. 中医治未病 ［M］. 北京：中国中医药出版社，2016.

14. 王济，郑燕飞. 中医体质营养学 ［M］. 北京：中国中医药出版社，2020.

15. 白明华，王济，郑燕飞，等. 基于 108015 例样本数据的中国人群中医体质类型分布特征分析 ［J］. 北京中医药大学学报，2020，43（6）：498－507.

16. 王琦. 9 种中医体质分类的诊断及表述依据 ［J］. 北京中医药大学学报，2005，28（4）：1－6.

17. 王琦，高京宏. 体质与证候的关系及临床创新思维 ［J］. 中医药学刊，2005（03）：389－392.

18. 李英帅. 体质与证候关系解析 ［J］. 北京中医药大学学报，2009，32（03）：156－159.

19. 廖岩，王琦，郑丹. 论体质与损美性疾病的相关性 ［J］. 山东中医杂志，2008，27（3）：149－150.

20. 王宗怡. 浅论体质与"从化"［J］. 中医杂志，2004，45（8）：635.

21. 朱燕波，折笠秀樹，上馬場和夫，他. 中医体質調查票日本語版の開発とその性能の検証 ［J］. 日本東洋医学雑誌，2006，57（別冊号）：271.

22. Zhu Yanbo, Hideki Origasa, Kazuo Uebaba , et al. Development and validation of the Japanese version of the Constitution in Chinese Medicine Questionnaire（CCMQ）［J］. Kampo Medicine，2008，（11）：783－792.

23. 井慧如. 英文版中医体质量表开发与美加人群中医体质流行病学调查研究 ［D］. 北京：北京中医药大学，2012.

24. 姚实林，张祖志，杨新胜，等. 基于 974 例调查数据的中医兼夹体质分析 ［J］. 中西医结合学报，2012，10（5）：508－515.

25. 刘歆颖. 三维中医体质模型与中医体质评判计算机自修正系统 ［D］. 北京：北京中医药大学，2007.

26. 靳琦. 王琦"辨体－辨病－辨证诊疗模式"的理论要素与临床应用 ［J］. 北京中医药大学学报，2006，29（01）：41－45＋55.

27. 倪诚，李玲孺，李英帅．辨体－辨病－辨证诊疗模式在慢性病防治中的应用策略［J］．天津中医药，2019，36（5）：418－420.

28. 倪诚，李英帅，王琦．中医体质研究40年回顾与展望［J］．天津中医药，2019，36（02）：108－111.

29. 王琦．中国式的精准医学：九体医学健康计划［J］．中华中医药杂志，2015，30（10）：3407－3411.

30. Qi Wang. Individualized medicine, health medicine, and constitutional theory in Chinese medicine［J］. Front. Med. 2012, 6（01）：1－7.

31. 罗辉．中医体质学体病相关临床研究的系统评价和方法学研究［D］．北京：北京中医药大学，2019.

32. 胡艳，王济，李玲孺，等．中医体质学的发展及其在治未病领域的实践［J］．中国医药导刊，2019，21（07）：437－441.

33. 王济，王一，王琦．从中医体质角度探寻个体化老年健康养生服务新途径［J］．天津中医药，2021，38（01）：7－10.

34. 王济，王琦．中医体质研究与转化医学的应用［J］．中华中医药杂志，2012，27（12）：3156－3158.

35. 李英帅，杨寅，李玲孺，等．中医体质量表应用中的疑难问题解读［J］．中医杂志．2015，56（10）：844－846.

36. 李英帅，王济，李玲孺，等．体质辨识参与社区健康管理的成效分析［J］．世界中西医结合杂志．2015，9（02）：247－249，258.

37. 李英帅，王济，李玲孺，等．痰湿体质的遗传特征与研究模式探析［J］．中华中医药杂志．2014，29（09）：2721－2723.

38. 孙鹏程，王济，侯淑涓，等．中医健康状态辨识模式的研究现状与展望［J］．天津中医药．2019，36（03）：209－213.

39. 王琦，朱燕波．中国一般人群中医体质流行病学调查——基于全国9省市21948例流行病学调查数据［J］．中华中医药杂志，2009，24（1）：7－12.

40. 王济，王琦．中医体质研究与4P医学的实施［J］．中国中西医结合杂志，2012，32（5）：693－695.

41. 朱燕波，王琦，吴承玉，等．18805例中国成年人中医体质类型与超重和肥胖关系的Logistic回归分析［J］．中西医结合学报，2010，8（11）：1023－1028.

42. 孙健翔，王琦，李玲孺．阴虚体质理论与科学实证［J］．天津中医药，2020，37（09）：968－971

43. 李雅楠，王均衡，殷雨晴，等．阳虚体质理论与科学实证［J］．北京中医药大学学报，2017，40（11）：894－897

44. 王琦．痰湿体质系列研究及在代谢性慢病防控中的应用［J］．天津中医药，2020，37（01）：4－8.

45. Lingru Li, Juan Feng, Haiqiang Yao, et al. Gene expression signatures for phlegm-dampness constitution of Chinese Medicine［J］. Sci China Life Sci, 2017, 60（1）：105－107.

46. Ke Ma, Jieyu Chen, Liuyan Kuang, et al. Qi-Deficiency Related Increases in Disease Susceptibility Are Potentially Mediated by the Intestinal Microbiota［J］. Evid Based Complement Alternat Med. 2018 Oct 23；2018：1304397.

47. Yanchao Tang, Tong Zhao, Nian Huang et al. Identification of Traditional Chinese Medicine Constitutions and Physiological Indexes Risk Factors in Metabolic Syndrome：A Data Mining Approach［J］. Evid Based Complement Alternat Med. 2019 Feb 3；2019：1686205. doi：10. 1155/2019/1686205. eCollection 2019.

48. 杨家耀，苏文，乔杰，等．90例普通型新型冠状病毒肺炎患者中医证候与体质分析［J］．中医杂志，2020，61（08）：645－649.

49. Yanrui Wu, Yina Cun, Jing Dong et al. Polymorphisms in PPARD, PPARG and APM1 associated with four types of Traditional Chinese Medicine constitutions［J］. Journal of Genetics and Genomics, 2010, 37（6）：371－379.

50. Ruoxi Yu, Dan Liu, Yin Yang, et al. Expression profiling-based clustering of healthy subjects recapitulatesclassifications defined by clinical observation in Chinese medicine［J］. Journal of Genetics and Genomics, 2017, 44（4）：191－197.

彩图 九种体质三维模拟图

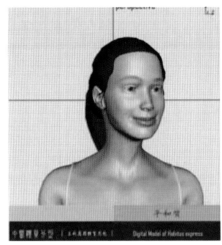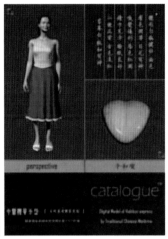

彩图 7 - 1 平和质三维模拟图

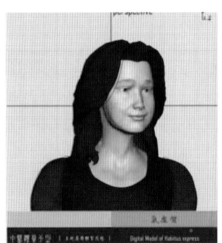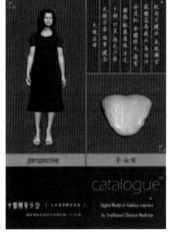

彩图 7 - 2 气虚质三维模拟图

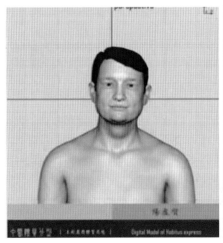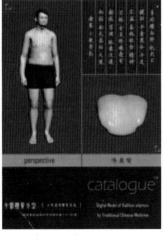

彩图 7 - 3 阳虚质三维模拟图

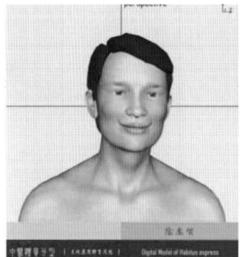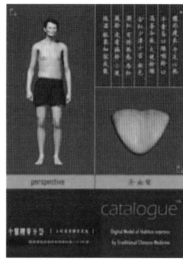

彩图 7 - 4　阴虚质三维模拟图

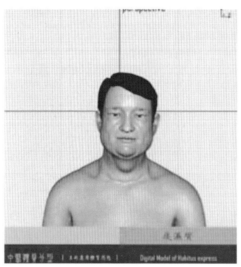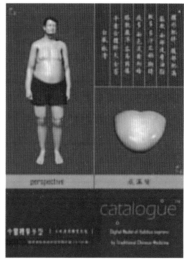

彩图 7 - 5　痰湿质三维模拟图

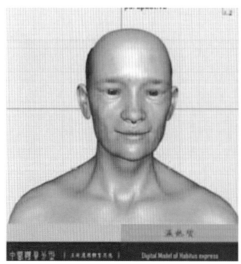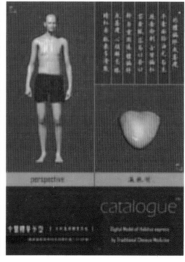

彩图 7 - 6　湿热质三维模拟图

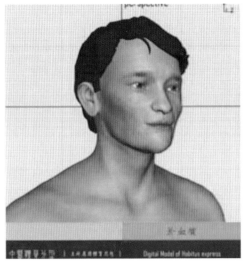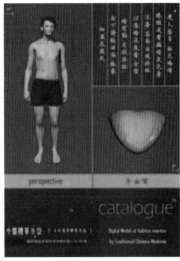

彩图 7 - 7　血瘀质三维模拟图

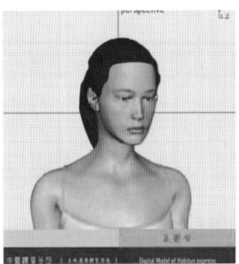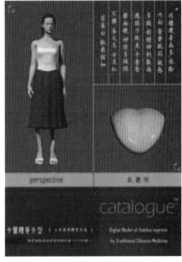

彩图 7 - 8　气郁质三维模拟图

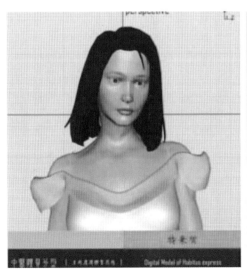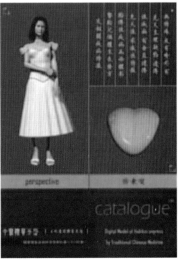

彩图 7 - 9　特禀体质三维模拟图